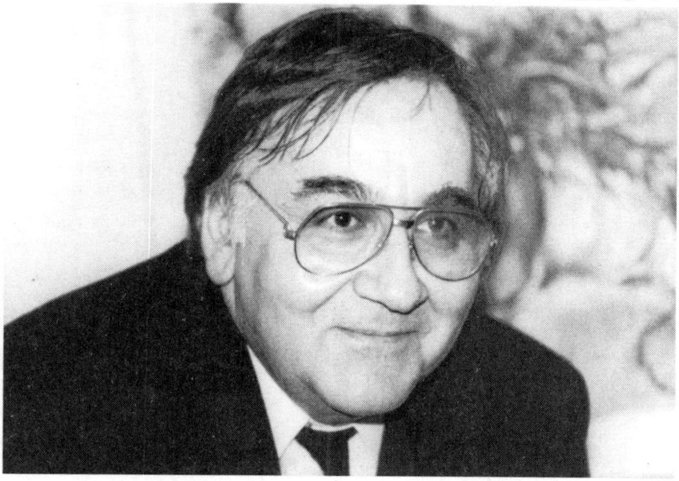

Ich möchte dieses Buch
all denjenigen Angehörigen widmen,
die ihre Alzheimer-Kranken liebevoll pflegen.

Rolf B.

Die Überwindung der Sprachlosigkeit

Gespräche mit einem Alzheimer-Kranken,
aufgezeichnet durch mediales Schreiben

von

Valerie Gutmann

NOVALIS

Herausgeber: Valerie Gutmann
Redaktion: Helmut Fried Roehrig, München

Grafik: Novalis Media
Umschlagbild: Portrait von Rolf B., gemalt von Valerie Gutman

24972 Quern-Neukirchen
ISBN 978-3-941664-13-5
www.novalisverlag.de

Inhalt

Vorwort I

Stationen im Lebensfluss

Von Wally erzählt dieses Buch und von Rolf. Dieses attraktive, seelisch und geistig gleichgestimmte, belesene und kultivierte Paar, das über Jahrzehnte vereint und seit einem Vierteljahrhundert verheiratet ist, ereilte das Schicksal in Form einer sich schnell entwickelnden Alzheimer-Krankheit bei Rolf.

Er, der noch in voller beruflicher Verantwortung und im öffentlichen Leben stand, wusste anfänglich gar nicht, was und wie ihm geschah. Auch Wally deutete nur allmählich die Absonderlichkeiten richtig, bis sie erkannte, dass sie ihre Kreativität von ihren lebenslang ausgeübten künstlerischen Tätigkeiten auf ein anderes Gebiet, auf die täglich sich vermehrende, immer intensivere Pflege umlenken musste.

Sicher ist es bei zunehmender Alterung der Bevölkerung in heutiger Zeit nichts Seltenes, wenn jemand an irgendeiner Form der Demenz erkrankt. Über eine Million Menschen in Deutschland sind davon betroffen. Es handelt sich um eine Krankheit, die schleichend, aber auch dramatisch schnell verlaufen kann wie bei Rolf. Für den Erkrankten entwickelt sich die Krankheit, ohne dass er selbst etwas dagegen tun kann. Seine Erkenntnisse darüber, wie es um ihn steht, bleiben der Umwelt meist verborgen. Zudem steht ihm oft ein Partner gegenüber, dem, wenn er das Ausmaß der Erkrankung erfasst, die über Jahrzehnte gemeinsam aufgebaute Welt scheinbar in gleichem Maße wegbricht wie dem Kranken selbst, dessen Welt in seinem schwindenden Ich-Bewusstsein verloren geht. Die seelische Last überträgt sich vom einen auf den anderen, um bald für den Gesunden zur Unerträglichkeit anzuwachsen. Diese Erfahrung der eigenen Unzulänglichkeit, bedingt durch die Meinung, eigentlich nicht helfen zu können, da sich der Zustand des Kranken laufend verschlechtert, kann den gesunden Partner selbst in Depression stürzen, oder eine lange Pflege kann ihn körperlich überfordern.

Welchen Weg Wally gefunden hat, ihr gemeinsames Schicksal zu bewältigen, soll dieses Buch erzählen. Es zeigt, auf welch außergewöhnliche Weise es ihr gelungen ist, mit Rolf wieder in Kommunikation zu treten, zu einem Zeitpunkt, da er nicht mehr sprechen konnte. Gleichzeitig mag es lehrreich sein, zu erfahren, wie sie die äußeren Umstände der Pflege zu Hause gemeinsam mit Helfern gemeistert hat.

Sicher wird es nur wenige Menschen geben, die sich Wallys Fähigkeit aneignen können, sich mit ihrem bereits verbal völlig verstummten Partner in „erfühlten Dialogen", wie ich es nennen möchte, nicht nur zu verständigen, sondern ihn auch zu befragen. Diese „Gespräche" führen uns in große menschliche Nähe und Intimität, sie nehmen uns sogar mit, weit über die Grenzen physischer Wahrnehmung hinaus. Sie können dem Leser helfen, einen so komplizierten Verlauf wie den der Alzheimer-Krankheit etwas besser zu verstehen. Sie können ihn davor bewahren, zu verzweifeln, falls ein Angehöriger davon betroffen ist. Und sie werden ihn sicher befähigen, einem an Alzheimer Erkrankten mehr Zuwendung entgegenzubringen.

Gaby Hühn-Keller

Vorwort II

Die Überwindung der Sprachlosigkeit – Ein ungewöhnlicher Dialog in der Nacht

Dieser Dialog, dieses Gespräch eines Mannes mit seiner Frau, ist so ungewöhnlich wie überraschend, denn meines Wissens konnte bisher kein Alzheimer-Kranker – dazu noch im fortgeschrittenen Stadium der Demenz – sich derart erklären und verständlich machen. Hier spricht ein Mensch, der nach unserem Verständnis sprachlos ist, dessen Gehirn laut medizinischem Befund nicht mehr funktioniert, der nur noch dahinvegetiert, weil er offensichtlich geistig nicht mehr präsent ist und seine Umwelt kaum mehr wahrnimmt.

Was ist passiert? Der Geist dieses Menschen ist eingesperrt in seinen Körper, der ihm nicht mehr gehorcht und nur noch schwache Reaktionen zeigt. Deshalb muss dieser Mensch – beziehungsweise das, was von ihm noch übrig ist – rund um die Uhr gepflegt werden, wie ein Kind, ja sogar wie ein Baby. Er steht am Ende seines Lebens, eine Heilung ist ausgeschlossen. Menschen, die von seinem Schicksal erfahren, wünschen ihm und seinen Angehörigen in der Regel eine baldige Erlösung von seinem Leiden durch einen schnellen Tod. Wie aber konnte es nach bereits mehreren Jahren der Sprachlosigkeit plötzlich zu diesem unerwarteten und für viele unglaublichen Dialog kommen? Seine Frau, eine sensible Künstlerin, hat ihre mediale Fähigkeit entdeckt und durch „automatisches Schreiben" Botschaften empfangen, die ihr „diktiert" wurden, nicht von ihrem Unterbewusstsein, sondern von außen. So stellte sie fest, dass auf diese Weise Verstorbene durch sie als Medium gelegentlich versuchen, sich den Lebenden mitzuteilen.

Durch diese Praxis fand sie bestätigt, dass der Geist des Menschen nach dem leiblichen Tod unzerstörbar existiert. So-

Lou Opdenhoff

mit entstand die Überlegung, auch der Geist dieses an Demenz erkrankten Mannes müsse ansprechbar sein, und sie bot ihm an, sich durch ihr mediales Schreiben zu äußern. Sie nahm Bleistift und Papier, machte sich innerlich ganz frei und fragte ihn: „Mein lieber Rolf, willst Du mit mir sprechen?" Da floss die Antwort schon aus ihrem Stift auf das Papier: „Ja!" Und aus den dann folgenden Worten und Sätzen, die ohne Kontrolle durch ihr Bewusstsein von ihrer Hand geschrieben wurden, war das ungeheure Glück zu spüren, das der Kranke empfand, endlich – nach dem Weg durch die Hölle und Hilflosigkeit – auf diesem Weg seine Sprachlosigkeit zu überwinden und seine Empfindungen, Beobachtungen und Gedanken äußern zu können.

Für uns, seine Freunde und seine Angehörigen, ist es ein Wunder, sehen zu dürfen, wie unversehrt der Geist inmitten dieses Leidens geblieben ist, ja sogar gereift ist zu einer überraschenden Klarheit. Er bittet nicht um Mitleid, er sehnt sich nach Liebe, nach vollwertiger Akzeptanz, denn er leidet körperlich wie seelisch, weil seine Umwelt ihn für stumpf und leblos hält, ihn, der teilnahmslos in seinem Bett liegt oder im Rollstuhl sitzt und kaum mehr die Augen öffnet.

Wir lesen aus den Aufzeichnungen, dass sein Geist hellwach da ist, allerdings schon etwas abgewandt von den irdischen Problemen, Geschehnissen und Dingen des Alltags, „schwankend zwischen Diesseits und Jenseits". So ist ihm voll bewusst, dass er in der Endphase seines Lebens steht, gleichsam an der Schwelle des Todes, des Tores zur geistigen Welt, „das Jenseits noch nicht ganz erfassend, das Diesseits aus den Augen verlierend", wie er es am 23. Mai 2006 formulierte. Er weiß, dass es kein Zurück mehr in das irdische Dasein gibt, dessen Freuden er Zeit seines Lebens gerne gekostet hat und dessen Mühsal und Leiden ihm allerdings auch nicht erspart blieben.

Im Laufe dieser nächtlichen Gespräche wird immer deutlicher, dass er die letzte Aufgabe seines wirkungsreichen Lebens als Pädagoge in der Erwachsenenbildung darin sieht, den Angehörigen und Pflegern von Alzheimer-Patienten bewusst zu machen, dass deren geistige Individualität nicht ausgelöscht, sondern nach wie vor präsent ist.

Deshalb bittet er hier selbst darum, diese Gespräche zu veröffentlichen, um darauf aufmerksam zu machen, wie wichtig die Zuwendung durch die betreuenden Mitmenschen gerade dann ist, wenn die Kommunikation durch die Sprache nicht mehr möglich ist, weil der Patient sich nicht mehr verbal äußern kann und die segensreiche Methode der „Validation"[1] an ihre Grenzen gekommen ist.

Hier aber wurden diese Grenzen überwunden!

Diese Veröffentlichung der Dialoge liegt ihm deshalb so sehr am Herzen, weil er selbst die schmerzliche Erfahrung machen musste, wie wenig die verschiedenen Stadien seiner Krankheit und die daraus resultierenden Gemütsverfassungen verstanden wurden, wie sehr er nach Liebe lechzte, um daraus die Kraft zu schöpfen, das Leiden zu ertragen und den Weg des Abschieds würdevoll zu gehen.

Seine Botschaft lautet:

„Missachtet die ‚Alzis' nicht,
gebt ihnen ihre Würde zurück!"

Ich empfinde größte Achtung, Ehrfurcht und Bewunderung für Rolf und Wally und danke ihnen für ihren Mut zur Veröffentlichung dieser sehr persönlichen Nacht-Gespräche als ein Geschenk an uns alle.

Helmut Fried Roehrig

EINFÜHRUNG

Wie ich dazu kam, mit meinem Mann auf mediale Weise durch automatisches Schreiben zu kommunizieren

Es ist ein alltäglicher Vorgang, wenn Ehepaare sich abends noch miteinander unterhalten – etwas Außergewöhnliches jedoch, wenn einer der Ehepartner eigentlich gar nicht mehr sprechen kann, stumm geworden ist, weil er an Morbus Alzheimer leidet.

Einen seiner letzten Sätze sprach mein Mann am 10. März 2004: „Wenn man dich ansieht, ist es das Beste, was es gibt – hier!" Wann mein lieber Rolf vollkommen verstummte, weiß ich so genau nicht mehr, ich habe es verdrängt, denn seine Wortlosigkeit warf mich in ein Meer von Trauer und Finsternis. Es schien keine Brücke mehr zwischen uns zu geben. Er lag in seinem Bett oder saß in seinem Rollstuhl, die Augen meist geschlossen, unbeweglich, stumm. Die Augen öffnete er fast nur, wenn ein epileptischer Anfall ihn heimsuchte. Die Glieder bewegten sich zuckend, wenn er an Morbus Parkinson litt. Diese beiden Krankheiten sind eine schicksalhafte Dreingabe am Ende des Lebensweges eines Alzheimer-Patienten.

Wie ich dazu kam, mit meinem Mann auf mediale Weise durch automatisches Schreiben zu kommunizieren, ist eine lange Geschichte. Wenn es schon unglaubwürdig wirkt, dass man mit einem hirngeschädigten, stummen Menschen geistig Verbindung aufnehmen kann, so ist es wohl noch viel unglaublicher, wenn jemand behauptet, fähig zu sein, mit Verstorbenen durch mediales Schreiben in Kontakt zu treten.

Vor einigen Jahren erzählte mir mein Schwiegersohn Reza, er habe im Fernsehen einen Mann gesehen, der Nachrichten von Verstorbenen durch unbewusstes Schreiben empfangen konnte. „Ach, würde ich doch in meinem Umfeld jemanden finden, der diese Gabe auch besitzt! Ich möchte meinen in der Ferne verstorbenen Vater, bei dessen Tod ich nicht anwesend war, so gerne fragen, was er über meine Familie denkt und ob er sich über seine Enkelin und seinen Enkel freut", sinnierte mein Schwiegersohn.

Wochen später, ich war nach einer Knieoperation bettlägerig und meine Augen waren vom vielen Lesen schon müde geworden, dachte ich: „Ob ich nicht versuchen sollte, mit Rezas verstorbenem Vater Verbindung aufzunehmen?" Mit großer Mühe kroch ich aus dem Bett in den neben dem Bett stehenden Rollstuhl, Schreibblock und Bleistift in den Händen. Eine kleine Drehung des Rollstuhls und ich befand mich am offenen Fenster. Die Sonne schien herein, die Zweige der Tannen tanzten leicht im Wind. Ich spürte nichts Unheimliches oder gar Gespenstisches in der Atmosphäre. „Werde ich es schaffen, mit einem ‚Jenseitigen' zu sprechen?", fragte ich mich an diesem schönen, ganz normalen Frühlingstag. Irgendwie hatte ich das Gefühl, ich müsse abwarten, bis der Verstorbene mir zu erkennen gibt, dass er mit mir Kontakt aufnehmen will.

Und so fragte ich schreibend, schrieb ich fragend: „Abdol Reza, willst du mit mir sprechen?" Er antwortete: „Lass mir ein wenig Zeit, ich kenne dich doch gar nicht!" Nach einer kleinen Weile meldete ich mich nochmals bei ihm, das Gespräch begann und nahm seinen Lauf. Als der Dialog beendet war und ich erstaunt auf die eilig hingekritzelten Worte und Sätze starrte, kamen mir Zweifel. War es wirklich Rezas Vater, der mit mir gesprochen hatte? Es könnten ja auch Auswüchse meiner eigenen Fantasie gewesen sein. Wie war es möglich, mir zu beweisen, dass ich tatsächlich mit einem Verstorbenen Verbindung aufgenommen hatte? Plötzlich kam mir der Gedanke, Abdol Reza eine Frage zu stellen, die nur er und die Hinterbliebenen beantworten konnten. Ich fragte ihn: „Hast du dir einmal große Sorgen um Reza machen müssen, als er noch klein war?" Der Verstorbene antwortete kurz und knapp: „Augen".

Mein Schwiegersohn war sehr glücklich über mein „Gespräch" mit seinem Vater, nur an Schwierigkeiten, die er mit seinen Augen gehabt haben sollte, konnte er sich nicht erinnern. Wochen später, meine Freundin Gabriella hatte mich im Dunkeln mit dem Auto zu meinem Schwiegersohn gefahren, erzählte ich ihm, Gabriella hätte große Schwierigkeiten, in der Nacht mit dem Auto zu fahren, sie würde alle Ampellichter doppelt sehen. Nun fiel es Reza plötzlich wieder ein: Als er damals aus dem Fenster gefallen war, hatte er eine Zeitlang alles doppelt gesehen. Die Eltern waren sehr besorgt gewesen und er durfte ein Jahr lang nicht mehr fernsehen.

Seit dem Gespräch mit Rezas Vater habe ich viele sehr unterschiedliche Gespräche mit Verstorbenen geführt, stets zum Segen der Hinterbliebenen und derer, die schon hinübergegangen waren, und immer habe ich am Ende des Dialogs nach einer Erinnerung gefragt, die nur dem Jenseitigen und den Hinterbliebenen bekannt war. Ich nannte diesen Begriff, diese Erinnerung „Codewort".

Eines Tages, mein Mann lag stumm im Bett und ich war wieder einmal wie gelähmt vor Traurigkeit, riet mir meine Freundin Elle aus Estland, die Methode des medialen automatischen Schreibens auch bei meinem schwerkranken sprachlosen Mann anzuwenden. Ich versuchte es zögernd, doch siehe da, es kam sofort ein Gespräch zustande. Ich war überglücklich und bin es heute noch.

Mein Mann und ich möchten unsere abendlichen Unterhaltungen veröffentlichen, um allen Menschen, die Demenz- und Alzheimer-Patienten pflegen, eine Hilfe zu geben, besser mit den ihnen anvertrauten Kranken umgehen zu können, sie besser zu verstehen. Zu Gunsten der Wahrhaftigkeit und Spontaneität habe ich am Text unserer Gespräche nichts korrigiert; deshalb erwarten Sie bitte keine stilistisch ausgefeilte Literatur, sondern lediglich das ungeschönte Protokoll einer Unterhaltung zwischen einer pflegenden, nebenbei noch beruflich tätigen Ehefrau und ihrem eigentlich stummen, an Alzheimer erkrankten Liebsten und Ehemann.

Weil es im Leben immer bunt zugeht und abwechslungsreich, enthält dieses Buch mancherlei Extreme: Es erzählt von Engeln und vom Windeln, von Elfen und vom Schnarchen ... Es nimmt Sie mit in metaphysische Höhen und irdische Tiefen. Ich möchte Ihnen erzählen, auf welche Weise ich gelernt habe, diese Gegensätze zu überbrücken, und wie meine jeweilige Helferin und ich dem Schicksal trotzten und es schafften, meinen Mann zu Hause zu pflegen, obwohl wir keine professionellen Pflegekräfte sind.

Um meine eigene, mich immer wieder selbst überraschende mediale Fähigkeit überhaupt begreifen zu können und diese Gespräche mit meinem sprachlosen Ehemann weiter zu führen, waren mir einige Bücher von Autoren der anthroposophischen Bewegung eine große Hilfe. Besonders Rudolf Steiners Buch *Wie erlangt man Erkenntnisse der höheren Welten?*[2] habe ich immer wieder gelesen und so möchte ich Ihnen zurufen:

Beklagen Sie sich nicht, dass Ihrem Verstande Grenzen gesetzt sind, sondern überlegen Sie sich, was Sie tun können, um diese Grenzen zu überschreiten!

Valerie Gutmann

Biografisches

Rolf wurde am 2. August 1929 in Heidenheim an der Brenz geboren.

Um seine Privatsphäre zu schützen, möchte ich davon absehen, seinen Familiennamen zu nennen, und veröffentliche dieses Buch unter meinem Mädchennamen.

Mein Mann Rolf war Gründer und Leiter von Fachschulen in freier Trägerschaft, für die er eine neue Lehrmethode erfand, die das Lernen ungeheuer erleichtert.

Ursprünglich wollte Rolf Schauspieler und Regisseur werden, doch sein Vater verbot ihm, eine Künstlerlaufbahn einzuschlagen.

Rolf studierte daraufhin zunächst Theologie in Erlangen und später Philosophie und Betriebswirtschaft in Basel. Sein Ordinarius, der Philosoph Karl Jaspers, schätzte ihn sehr und empfahl ihm, freie Schulen in freier Trägerschaft zu gründen. Der Maxime: „Mehr Freiheit und weniger Bürokratie im Bildungswesen!" hat sich mein Mann ein Leben lang verschrieben.

*

Am 4. Oktober 1933 wurde ich in Tori / Estland geboren.

An der Universität in Freiburg absolvierte ich vier Semester „Studium Generale", u. a. bei dem Philosophen Martin Heidegger und dem Parapsychologen Hans Bender.

Später wechselte ich an die Akademie der Bildenden Künste in München, wo ich Malerei, Pädagogik und Kunsterziehung studierte.

Bis zu meiner Pensionierung arbeitete ich als Kunsterzieherin an einem der ältesten Mädchengymnasien Deutschlands und bin Zeit meines Lebens als Malerin der Kunst treu geblieben.

Valerie (genannt „Wally") Gutmann

Wally und Rolf

Der Dialog

21. Januar 2006

bis

10. August 2007

Samstag, 21. Januar 2006

Wally: Lieber Rolf, mein lieber Rolf, möchtest du mit mir sprechen?

Rolf: Ja!

W: Was möchtest du mir sagen?

R: Plötzlich gab es einen Knall und mein Gedächtnis wurde immer angegriffener. Ich fühlte mich wie ein Halm im Wind und dann zerbarst die Wirklichkeit in kleine Stücke. Mein Geist und meine Seele schwankten. Ich hatte keinen Halt mehr. Steuerprüfung, Konferenz, nichts war mehr eine feste Wirklichkeit. Im Nebel meiner Gedankenlosigkeit trieb ich umher wie ein Schiff ohne Ruder.

Viel hatte ich studiert, viel geleistet in der irdischen Welt – was hatte nun Bestand, was war beständig geblieben? Nichts. Alles driftete davon. Ich versuchte, mich an irgendetwas festzuhalten, aber alles entwich, entglitt mir. Ich litt unendliche Qualen. Ich bin, was die Sprache anbetrifft, eigentlich nicht für Übertreibungen, ich halte sie für stillos, aber ich litt unendliche Qualen. Als ich zu begreifen begann, dass mein Wortschatz schrumpfte, schloss ich mich in meinem Zimmer ein, um darüber nachzudenken.

Meine Frau begriff nicht, dass ich mich vor der Welt verschließen musste, um einen Angelpunkt zu finden. Gib mir einen festen Punkt und ich werde die Welt aus den Angeln heben!

Ich wollte ja gar nicht die Welt aus den Angeln heben, ich wollte mich nur an etwas festhalten. Aber alles war unsicher geworden, es war wie ein leichtes Erdbeben. Der

Boden unter meinen Füßen wankte, die Welt wurde zu einem unsicheren Ort. Noch nicht gleich – zunächst fühlte ich nur ein leichtes Unbehagen, dass ich mich nicht mehr so selbstsicher auf dem bürgerlichen Parkett bewegen konnte. Ich wunderte mich, dass mir manche Worte nicht mehr einfielen. Langsam kroch ein leiser Schmerz in meine Seele, ich fühlte, dass eine sonderbare Krankheit von mir Besitz ergriff. Noch wollte ich es nicht wahrhaben. Um nicht mit den Realitäten des Lebens, der Welt konfrontiert zu werden, zog ich mich zurück in die Welt der Töne, in die Welt der klassischen Musik. Da konnte ich träumen, ohne gestört zu werden.

Ich liege soeben in einem Bett, wie man es für uns bettlägerigen Kranken anschafft – übrigens ein Segen für uns! Meine liebe Frau Wally liegt neben mir in einem Bett für Gesunde und versucht aufzuschreiben, was mein trotz der Krankheit unzerstörter und unzerstörbarer Geist denkt.

Jawohl, ich bin stumm, alzheimerisch stumm. Mein Leben lang habe ich reden müssen, mein Leben lang habe ich in Habachtstellung gestanden – vor dem Ministerium, vor den Neidern. Nun bin ich stumm und lasse alles über mich ergehen. Ich ruhe aus und genieße die Liebe meiner Frau und all der lieben Menschen, die mich streicheln und pflegen. Dass mein Körper so steif und unbeweglich geworden ist, stört mich.

Für heute habe ich mich genug geäußert. Wenn meine liebe Wally wieder Kraft haben wird, mein Denken durch ihre Seele ziehen zu lassen und wiederzugeben, spreche ich weiter über die Vergänglichkeit und ihre Wirkung auf uns Menschen.

Halb zwei Uhr nachts. Rolf liegt nun mit einem erhabenen, ruhigen Gesichtsausdruck neben mir, denn er hatte die Möglichkeit gehabt, sich auszudrücken. Während ich bisher die verzweifelte Wortlosigkeit zwischen uns mit dem Streicheln seiner Hände und seines Gesichts überspielt hatte, vereint uns nun das silberne Band der Seelenverwandtschaft, die über den Tod hinaus besteht. Heute Nacht bin ich nicht mehr ganz so verzweifelt. Beseligt und zufrieden schlafe ich ein. Mein Rolf hat mit mir gesprochen.

Montag, 23. Januar 2006

W: Lieber Rolf, willst du mit mir sprechen?

R: Ja!

W: Wie hast du gemerkt, dass du krank wirst?

R: Ich habe es an Kleinigkeiten gemerkt, die Finger führten den Stift nicht mehr so gut, ich hatte Wahnvorstellungen und Angstzustände.

W: Welche?

R: Ich fühlte mich verlassen, als ob ich in einen tiefen Schacht sinken würde. Dann wieder türmten sich Wände auf zwischen mir und den anderen und diese Wände schienen auf mich zu stürzen. Erst war ich wie in diese Wände eingemauert, dann schienen sie wie ein Kartenhaus auf mich zu stürzen.

Teufel und Gespenster griffen in der Nacht nach mir, oft auch am Tage. Ich schloss mich in meinem kleinen Zimmer ein, in das ich mich zurückgezogen hatte. Aber es half nichts. Dazu die körperliche Unbeholfenheit! Ich hasste mich, der ich mit schmutzigen, ungewaschenen Füßen herumlief, mit braunen Flecken in der Unterhose. Aber ich war nicht fähig, es zu ändern, und von dir wollte ich mir aus Scham nicht helfen lassen.

Wenn ich aus dem Fenster in den blauen Himmel starrte, sah ich nur Finsternis und Verelendung, Sinnlosigkeit, völliges Abgeschnittensein von den Wurzeln des Seins, tiefe finstere Nacht, Sarg, Tod und ... Auferstehung.

Es war, als ob Krebse mit ihren Scheren in meinem Herzen herumwühlten – bitte hör jetzt auf, mich zu fragen! Auch wenn ich wie tot neben dir liege und mein Mund schweigt – meine Seele ist sehr präsent und leidet unter den Erinnerungen.

Trotz allem bin ich ein wenig froh, dass du mich auf diese Weise zum Reden bringst, denn meine Sprachlosigkeit schmerzt mich sehr. Wie gerne würde ich dir sagen, dass ich dich liebe, dass ich dich von Anfang an geliebt habe und dass unser Schicksal auch in den Sternenwelten ein gemeinsames sein wird. Mein Liebling, ich danke dir für alles.

W: Denkst du an deine Tochter Jessica?

R: Ich liebe sie unendlich. Sorge für sie, hab Acht auf sie!

Rolf liegt neben mir und schweigt, aber ich spüre, dass er dankbar dafür ist, dass ich es gewagt habe, seinen von Gott so gewollten unzerstörbaren Persönlichkeitskern „anzuzapfen". Rolf ist nicht mehr sprachlos.

W: Lieber Rolf, darf ich meiner Freundin Elle erzählen, was du gesagt hast?

R: Ja, sie ist eine Seele von Mensch. Ich danke ihr.

W: Lieber Rolf, ich küsse dich! Gute Nacht!

Samstag, 28. Januar 2006

W: Mein lieber Rolf, du, den ich immer lieben werde, willst du mit mir sprechen?

R: Ja!

W: Was habe ich zu Beginn deiner Krankheit falsch gemacht?

R: Du hast mich behandelt wie ein Kind! Du hast mir meinen eigenen Willen nicht gelassen, du hast nicht gemerkt, dass ich nicht mehr fähig war, Dinge zu machen, die ein normaler Mensch ausführen kann.

Wenn meine Unterhosen voller Exkremente waren, hast du sie mir vor das Gesicht gehalten und nicht gespürt, dass ich vor Scham am liebsten in den Erdboden versunken wäre. Du hast mir Mut und Freude, die ich sowieso kaum mehr hatte, noch mehr genommen. Du hast mich, der ich schon verunsichert war, noch mehr verunsichert. Du warst schulmeisterlich, hast zum Beispiel gesagt, ich sollte baden, und du merktest gar nicht, dass ich nicht mehr wusste, was Baden ist. Auch als ich dich hilflos fragte: „Unterhose, was ist Unterhose?", war dir noch nicht klar, dass mein Gehirn kaum noch funktionierte. Immer wolltest du mich verbessern, und wenn ich aus Scham bockig wurde, hast du mich gestraft. „Wir gehen jetzt nicht in die Stadt, weil du nicht gebadet hast und stinkst!" Hast du nicht gespürt, wie weh mir diese Worte taten? Stufe um Stufe ging es bergab mit mir, und du schimpftest und straftest. Wann hast du endlich gemerkt, dass ich nicht böswillig war, sondern hilflos, tiefunglücklich, traurig und völlig verunsichert?

Ich zog mich in ein – mein – kleines Zimmer zurück, um deine Vorwürfe nicht mit anhören zu müssen. Ich schloss mich ein. Meine Unbeholfenheit machte mich wahnsinnig. Ich war umnachtet von meiner tiefen Traurigkeit, es war ein Meer von Traurigkeit, das in einer großen Welle auf mich zukam und mich überrollte. Überall Traurigkeit! Dass meine Füße voller Krätze waren, weil ich nicht mehr wusste, dass man sie waschen muss, merkte ich gar nicht.

Das kleine Zimmer wurde zum Käfig, die ganze Welt wurde zum Käfig. Ich war eingesperrt in meine eigene Hilflosigkeit.

Liebe Wally, ich möchte mich heute nicht weiter daran erinnern, wie unselig mein Zustand damals war – es macht mich unglücklich. Heute dämmere ich vor mich hin und freue mich, dass ihr mich so liebevoll pflegt, dass du, meine liebe Wally, meine Hände streichelst. Wenn du mir einen Kuss auf den Mund drückst, erinnere ich mich an schönere Zeiten, und mein Mund versucht einen zarten Kuss als Erwiderung. Wir haben schöne Zeiten gemeinsam erlebt, auch schlimme. Ich denke an die Zeit als meine Mutter und meine Tochter Eva starben.

Jetzt hat sich meine Seele etwas beruhigt. Ich liege da und träume von Elfen und Gnomen, von Engeln und Erzengeln, von jenen Wesenheiten, die ein „normaler" , im Alltag begriffener Mensch nicht sieht. Ich habe jetzt ein erweitertes Bewusstsein. Wenn Menschen an mich herantreten, spüre ich sofort, ob sie wahre Menschen sind oder nicht.

W: Elle lässt dich fragen, ob sie alles mit dir richtig macht?

R: Sehr richtig, ich könnte niemand Besseren haben. Sie ist so herzlich und so liebevoll. Sei gut zu ihr und danke ihr oft. Sie ist nicht ganz gesund. Sie verschweigt dir etwas, das heißt, entweder sie verschweigt dir etwas oder sie weiß es selber noch nicht. Sie sollte gezielt Vitamine essen und nicht so abrupt hungern, um sich dann wieder irgendetwas, was ihr gefällt, in den Mund zu stopfen. Sie ist ein feinsinniger, herzensguter Mensch. Pass auf sie auf, ich kann es nicht mehr!

W: Mein Liebling, willst du mir noch etwas sagen?

R: Nein! Ich danke dir, dass du dich so um mich sorgst, dass du mir interessante Dinge vorliest! Mein irdisches Hirn begreift sie zwar nicht, aber der Raum füllt sich dabei mit guten Gedanken, in denen sich mein geschundener Körper wohlig baden kann.

Schlaf gut, mein Liebes. Ich liebe dich über alles und danke dir für deine Mühe. Gib mir noch ein Bussi auf den Mund!

Montag, 30. Januar 2006

W: Lieber Rolf, willst du heute mit mir sprechen?

R: Ja.

W: Was hast du gedacht und gefühlt, als du mich im Jahre 1966 im Münchner Fasching kennen gelernt hast?

R: Ich war zunächst schockiert über dein Aussehen ... so sexy ... aber dann spürte ich deine Seele hinter der Fassade und ich wollte nicht mehr von dir lassen. Wir waren wie Geschwister, seit Äonen uns verbunden. Ich hätte deine Hand für immer festhalten mögen, aber ein dicker Typ entriss sie mir. Ich dachte Tag und Nacht an dich, obwohl ich gerade beruflich eine schwere Situation bewältigen musste.

Du hattest mir gesagt, dass du nach einem Studium an der Akademie der Bildenden Künste in München nun

Kunsterzieherin in Augsburg seiest. Deinen Namen wusste ich nur ungenau, trotzdem gab ich nicht auf, dich zu finden, und ich fand dich. Du bist mein Ein und Alles, meine zweite Hälfte, meine Ergänzung. Falls ich dir im Leben Ärger bereitet haben sollte, nimm es nicht so schwer. Meist war es der Stress, der mich ungeduldig werden ließ.

Meine liebe Wally, ich bin dir in Ewigkeit verbunden. Auch wenn ich hier neben dir scheinbar halbtot liege – die Fasern meines Herzens sehnen sich nach dir. Ich bin so glücklich, dass du die Geduld aufbringst, neben einem Alzheimer-Kranken zu liegen und ihn zu lieben. Meine guten Gedanken strömen zu dir. Du weißt, meine Stummheit ist nur äußerlich. Innerlich lebe ich dir entgegen. Ich platze schier vor Ärger, dass ich mich nicht äußern kann und es doch will. Ich bin dir so dankbar, dass du einen Weg gefunden hast, mit mir zu sprechen. Es ist schon spät. Ich weiß, dir geht es heute nicht so gut, du hast Schnupfen und bist müde.

Oh, ich erinnere mich noch genau, wie ich dich zum ersten Mal in deinem schönen Rokokosalon mit dem goldenen Spiegel besuchte. Ich wagte meinen Mantel nicht auszuziehen, so schön und andersartig war deine Welt. Deine Anmut hatte mich gefangen genommen.

Dienstag, 14. März 2006

W: Wie fühlst du dich jetzt?

R: Ich bin so hilflos. Ich möchte nicht mehr weiterleben. Allein deine Liebe hält mich am Leben. Ich verfalle immer mehr. Du bist mein Lebenselixier, aber bald wirst du mir auch nicht mehr helfen können.

W: Was kann ich tun?

R: Medikamente reduzieren!

W: Welche?

R: Frag Hans!

Dr. Hans W. ist ein verstorbener Freund meines Mannes. Es ist erstaunlich, dass Rolf meine Fähigkeit, mit Verstorbenen zu sprechen, als etwas Selbstverständliches voraussetzt.

W: Sag mir noch einmal wie du dich fühlst!

R: Ich fühle mich wohl bei dir. Ich bin wie ein Kind in deinem Bauch. Du schützt mich, du liebst mich.

W: Was liebst Du am meisten an mir?

R: Deine Treue.

W: Was noch?

R: Umarme mich! Ich bin dir sehr gewogen. Mein Schicksal hängt an dir. Ich bin ruhig in deiner Gegenwart. Ich verstehe alles. Denkt nicht, ihr Un-Alzheimerischen, wir würden nichts verstehen. Wir verstehen mehr als ihr, nur können wir uns nicht äußern. Wir haben die Erde verlassen und uns mit den Himmelskräften verbunden. Wir sorgen dafür, dass ihr nicht im Materialismus stecken bleibt. Ihr habt vergessen, dass geistige Kräfte die Welt regieren. Wenn ihr nicht in die Höhe strebt, werdet ihr im Sumpf der Geistlosigkeit versinken.

Er sinniert weiter …

Mein Anliegen war immer, die Menschen für Höheres zu begeistern. Leider bin ich gescheitert. Meine liebe Frau Wally hat es geschafft. Ihre Schülerinnen und Schüler sind dankbar dafür und bitten oftmals um weitere Hilfe. Mein Leben wurde zerstört, weil mein Vater mir nicht erlaubte, das zu machen, was mir gefiel: Schauspielerei. Ich liege jetzt neben meiner Wally – fast schon tot – und freue mich wieder einmal, dass sie mich zum Leben erweckt. Gott mit dir, meine liebe Wally.

Mittwoch, 15. März 2006

W: Lieber Rolf, hast du heute ein Problem? Was willst du mir heute sagen?

R: Ich will dir heute gar nichts sagen. Küsse mich! Hab mich lieb!

Freitag, 17. März 2006

W: Lieber Rolf, willst du mit mir sprechen?

R: Ja!

W: Fühlst du dich heute besser? Wie fühlst du dich?

R: Ich fühle mich wie erlöst von einer schweren Bürde. Ich habe ein wenig die Todesangst überwunden.

Jeden Abend, wenn ich im Bett lese oder Rolf etwas vorlese, lege ich mich quer ins Bett, damit Rolf meinen Fuß in der Hand halten kann, denn mit den Händen halte ich ja das Buch.

R: Ich halte deinen Fuß und weiß, ich hab was in der Hand. Ich bin ganz ruhig.

W: Lieber Rolf, könntest du mir sagen, wie man Alzheimer-Patienten behandeln soll?

R: Das ist ein weites Feld. Im Anfangs-Stadium ist man wie vom Donner gerührt, man verliert die gesamte Existenzgrundlage. Man ist erschüttert bis in die Grundfesten seines Seins. Der Mitmensch, oder besser gesagt Partner, darf nicht die Augen davor verschließen, dass – entschuldige bitte, ich habe Formulierungsschwierigkeiten – dass sein lieber Mitmensch, sei es nun Ehefrau, Partner oder Oma, sonderbar geworden ist. Du, meine liebe Wally, hast die Augen davor verschlossen, als ich alle Tiefkühlschränke ausleerte und die Nahrungsmittel in der Küche verstreute, weil ich in Wut war, dass die tiefgefrorenen Weißwürste, die ich essen wollte, kalt und steif waren. Du hast gemeint, ich wollte dich ärgern. Du hast nicht begriffen, dass ich vieles nicht mehr begriff.

W: Was soll der Partner tun, wie kann er helfen?

R: Die Sache mit der „Validation"[3] ist zu primitiv. Wenn wir Alzheimerischen zu sehr gelobt werden, riechen wir den Braten. Einfach herzlich sein! Liebe ist alles. Umarmung, Unterstützung, körperliche Nähe! An der Krankheit ist bis heute nichts zu ändern. Achtet darauf, wie die Schrift anders, kindlicher wird, wie die Gefühle stärker, kindlicher werden.

W: Lieber Rolf, jeden Abend, wenn ich neben dir liege und dir etwas vorlese oder aufschreibe, was du mir aus deinem unzerstörbaren Ich-Wesen heraus sagst, lasse ich eine Spieluhr spielen und gebe dir meinen Fuß in die Hand, damit du spürst, dass ich bei dir bin, denn die Hände muss ich ja zum Halten des Buches benutzen. Freust du dich, dass du meinen Fuß hältst und dadurch mit mir in Kontakt bist?

R: Liebe Wally, die Weichheit deines Fußes in der Weichheit meiner Hand – meine Hand ist weich geworden, weil sie nicht mehr arbeitet – lässt ein Wonnegefühl in meinen Adern entstehen und belebt mich. Leider ist die deutsche Sprache so verkümmert, dass wohl viele das Wort „Wonne" nicht mehr kennen. Meine Wally, lass jetzt das Wonnegefühl in mir nicht vergehen und verschone mich mit weiteren Fragen. Ich liebe dich und bin dir dankbar. Ich genieße deinen Fuß in meiner Hand.

Montag, 20. März 2006

W: Lieber Rolf, willst du mit mir sprechen?

R: Nein!

W: Warum nicht?

R: Ich halte deinen Fuß und bin im Traum in der Vergangenheit. Ich war stark. Ich bestimmte unser Leben. Nun bin ich ganz von dir abhängig, das geht gegen meine „Löwen-Natur". Aber ich bin froh, dass ich deinen Fuß halten darf, meine Finger üben an ihm, sich zu bewegen. Ich bin auch froh, dass du mir wieder vorgelesen hast.

W: Erzähle mir bitte weiter, wie man mit Alzheimer-Patienten umgehen soll!

R: Ihr solltet äußerst sensibel sein, euch dem Geistigen öffnen, denn wir Alzheimerischen wissen mehr als ihr, wir fühlen intensiver, wir schauen dem Schicksal direkt ins Gesicht.

W: Welche Gedanken sollen wir besonders in uns bewegen?

R: Frage mich morgen!

Donnerstag, 23. März 2006

W: Welche Gedanken sollen wir besonders in uns bewegen, wenn wir mit einem Menschen zusammen sind, der deine Krankheit hat?

R: Den Gedanken, dass Gott keine Schuld hat am Elend des Menschen. Du selbst gestaltest dein Schicksal und erntest die Früchte deines Denkens, deiner Gefühle und deiner Handlungen. Ich habe zu ungesund gelebt, die Hektik hat mich überrannt, ich gönnte mir keine Mußestunden, ich aß zu fett, ich fuhr Auto, anstatt einmal zu Fuß zu gehen. Du fragst mich, wie ihr euch uns gegenüber verhalten sollt? Kein Mitleid bitte! Wir „Alzis" haben alles selbst verschuldet.

W: Ich habe, während ich automatisch schreibe, wieder meinen Fuß in deine linke Hand geschoben. Wie fühlst du dich heute?

R: Meine Reglosigkeit nervt mich, das Sitzen im Rollstuhl. Eigentlich möchte ich hinüber in die andere Welt, aber ich spüre, dass du mich noch nicht loslassen kannst, und so bleibe ich noch etwas da – aber nur noch eine kleine Weile.

W: Lieber Rolf, wenn du so etwas sagst, muss ich weinen.

R: Weine über die Welt, nicht über mich!

W: Wie können wir den Menschen beweisen, dass du wirklich mit mir sprichst?

R: Ich bin froh, dass du mit mir sprichst und ich mit dir. Beweisen kann man es nicht, aber es gibt viele Dinge in der Welt, die sind und die man doch nicht beweisen kann. Denk an Gott. Man kann ihn nicht beweisen, und doch denken und glauben viele an ihn. Die Menschen sollten ihre Seele für das Göttliche und das Übersinnliche öffnen, dann würden sie volle, runde, gesunde, zufriedene Menschen sein, die nicht mit einem Fuß im Grabe stehen, sondern wissen, dass nach dem Tode drüben die übersinnlichen Engelwesen sie erwarten. Allerdings nimmt jeder Mensch seinen Rucksack voller Schuld ins Jenseits mit, deshalb hat es keinen Sinn, Selbstmord zu verüben, denn drüben geht es weiter.

Ich, der ich jetzt mit einem Fuß hier und einem drüben stehe, weiß nicht, was ich machen soll. Soll ich das Jenseits ersehnen oder meiner lieben Wally die Freude machen, noch ein wenig neben ihr zu vegetieren? Vegetieren ist es nur in körperlichem Sinne. Mein Geist ist wach, und ich freue mich, wenn meine zwischen Schlaf und Traum herumirrende Fantasie durch wundervolle klassische Musik emporgehoben wird in andere, höhere Welten, die wir erahnen und nach denen sich unsere Seele sehnt.

W: Möchtest du weiter sprechen?

R: Nein!

W: Warum nicht?

R: Ich bin zu traurig.

W: Dein Kopf liegt so hoch. Möchtest du ein bisschen tiefer liegen?

R: Ein klein wenig.

Freitag, 24. März 2006

W: Was gibt es Wichtiges, das du mir sagen willst?

R: Meine Seele hungert nach dem Unendlichen, Großen, Göttlichen. Umso schlimmer ist es, dass ich hier als Krüppel liege und erbärmlich husten muss, weil ich verschleimt bin durch das Liegen und die mangelnde Bewegung. Mir kann man nicht mehr helfen, aber ich möchte durch meine Aussagen den Angehörigen einen bescheidenen Leitfaden geben, wie man an Alzheimer erkrankte Menschen behandeln soll. Meine Ratschläge sind nicht systematisch geordnet, jedes systematische Vorgehen tötet die Fantasie. Meine Fantasie ist jetzt frei, nicht mehr an irdische Gegebenheiten gebunden, und es macht mir Freude, mal hier, mal dort ein Thema anzutippen, so wie es meinem gesunden, im kranken Leib befindlichen Geist einfällt. „Man sieht nur mit dem Herzen gut", lässt Antoine de Saint-Exupéry den Fuchs zum kleinen Prinzen sagen. Ich rede jetzt aus meinem Herzen zu euch – Herzensgedanken sind nicht immer systematisch einzuordnen.

Schweigen

Wally, du als Künstlernatur musst im Leben spielerisch „weitertanzen ". Du musst nicht etwas wollen, es muss von selbst kommen. Es wird dir ganz einfach einfallen, in dich hineinfallen, aus den Sternenwelten, aus denen du gekommen bist. Viele Dichter, Künstler, Erfinder, Wissenschaftler haben bekannt, dass ihnen die Feder „geführt" wurde oder der Pinsel, oder dass sie das Ergebnis ihrer Forschungsarbeit im Traum gesehen haben. Lies mal weiter in Wladimir Lindenbergs Buch *Geheimnisvolle Kräfte um uns.*[4]

Ich weiß, dass du gestern verzweifelt warst, weil du plötzlich nicht mehr daran geglaubt hast, dass ich es bin, der mit dir spricht. Du warst ein ungläubiger Thomas. Hast du heute nicht gemerkt, dass ich fast den ganzen Tag die Augen geöffnet hielt, um dich auf mich aufmerksam zu machen? Ich wollte dir damit zeigen – wollte dir mit meinen traurigen Augen zeigen –, dass ich sehr, sehr betrübt bin, dass du an meine Worte nicht glaubst und auch nicht an deine Fähigkeit, durch mediales automatisches Schreiben mit mir in Kontakt zu kommen.

Jetzt bin ich ganz erschöpft vom ständigen Augenaufhalten, habe ich sie doch meist geschlossen, um in meiner Welt zu verharren, weil mir die eure langsam fremd wird, was jedoch nicht bedeutet, dass ich sie überhaupt nicht begreife. Ich stehe halt nicht mehr in eurer Welt, sondern befinde mich über ihr. Ich habe den Überblick.

Ich bin so glücklich, dass du trotz deiner gestrigen Zweifel heute zum Stift gegriffen hast – wahrscheinlich intuitiv, weil du gefühlt hast, dass ich dir etwas sagen möchte. Solange ich hier auf Erden weile, wünsche ich mir sehnlichst, dass du mit mir kommunizierst, und später – ich weiß es, mein Liebling – wirst du es auch können.

Nun bin ich ganz erschöpft, einen Tag lang die Welt mit offenen Augen gesehen zu haben, und begebe mich in andere Welten, in Welten der Träume und Unendlichkeiten.

Liebe Wally, ich weiß, du warst erschrocken, dass mein Gesichtsausdruck so blöde war und mein Blick so leer. Ich musste mich mühen, in deiner Welt zu verharren, aber ich wollte dir doch zeigen, dass ich präsent war, dass ich da war bei dir. Ich wollte mich bemerkbar machen, denn in mir war so viel Ärger aufgestiegen, weil du anscheinend nicht mehr daran glaubtest, mit mir Gespräche führen zu können.

Donnerstag, 30. März 2006

W: Mein lieber Rolf, willst du mit mir sprechen?

R: Ja!

W: Was ist dein Problem?

R: Ich sieche dahin, ich möchte irgendwie erweckt werden wie Dornröschen aus dem Märchenschlaf.

W: Wie soll ich dich erwecken?

R: Du sollst mich mehr streicheln und öfters mit mir sprechen. Du solltest, wenn du deine alltägliche Arbeit verrichtest, ab und zu zu mir kommen, mir gut zusprechen, mich streicheln, mir einen Kuss geben, damit ich das Gefühl habe, dass ich noch von dir akzeptiert werde. Wenn ich so daliege, habe ich furchtbare Komplexe, weil ihr nicht erkennt, dass mein Geist und meine Seele intakt sind. Mehr noch als das! Was mir an irdischem Verstand fehlt, schenkt mir Gott an überirdischen Gedanken. Mancher von euch mag meinen, Gott gäbe es nicht, aber ich habe ihn in meiner Krankheit erfahren, auch Jesus. Sie strafen nicht, sie helfen sanft. Natürlich gibt es, was mich anbetrifft, auch Dinge, die ich nicht gut gemacht habe im Leben. Aber – Gott straft nicht, Jesus straft nicht – sie segnen.

W: In irgendeiner Universitätsklinik in England hat man herausgefunden, dass die Musik von Vivaldi Alzheimer-Patienten gut tut. Bist du der gleichen Meinung?

R: Jeder Mensch ist ein Individuum, eine Einheit, ein unteilbares Ganzes, etwas, was auf der Welt einmalig ist. Ich weiß nicht, was den anderen Alzheimer-Kranken gut tut –

ich liebe all die klassische Musik, die ich mir gekauft habe, als ich noch gesund war, von Beethoven bis ... Ich liebe sie alle, besonders Mozart.

W: Mein Liebling, wie lange wirst du noch auf dieser Erde bleiben?

R: Solange du willst! Wenn du mich behütest und durch dein Gebet mir einen Schutzengel schickst, bleibe ich bei dir. Als ich dich kennen lernte, habe ich nicht geahnt, dass du mich bis zur Selbstaufopferung pflegen würdest. Du warst so schön, so schillernd, scheinbar oberflächlich, aber ich habe mich getäuscht. Ich danke dir, dass du wieder deinen Fuß in meine Hand gegeben hast und mich mit deiner Liebe und Güte umgibst. Du hast deinen Frohsinn nicht verloren, du umgaukelst mich mit deinem Mut der Verzweiflung.

Samstag, 1. April 2006

W: Was hat dich heute geärgert?

R: Dass du mir mit dem großen Löffel ein wenig brutal die Suppe von den Lippen und dem Kinn gekratzt hast.

W: Wollen wir über etwas anderes reden?

R: Ja!

W: Worüber? Was bewegt dich?

R: Ich kenne mich kaum noch aus im irdischen Leben. Ich strebe in die Höhe, strebe nach Höherem – mich ärgert und macht traurig, dass die Menschen heute so materiell empfinden, nur materiell. Sie bewegen sich nicht mehr vorwärts in geistigem Sinne. Goethe, Fichte, Schelling ... alle großen Geister missachten sie und denken, sie seien die Tüchtigsten, weil sie sich nur auf irdische Themen berufen. Die Menschheit wird untergehen, wenn die Menschen sich nicht darauf besinnen, dass ohne Metaphysik der Mensch verloren ist. Keine Seele gesundet in rein materiellen Verhältnissen, kein Herz erstarkt bei so viel oberflächlicher Pipelineproblematik. Natürlich ist auch diese wichtig, aber der Erkenntnis stillem Reifen ist sie nicht förderlich.

Liebe Wally, ich liege neben dir und schnarche vor mich hin. Bitte glaube trotzdem, dass ich es war, der diese Worte zu dir gesprochen hat.

Wenn die Welt, ich meine, die Menschen in unserer Welt so weiter machen, dann sind sie bald am Ende mit dem Geist ... und den Ölressourcen.

W: Willst du noch weiter mit mir sprechen?

R: Ja! Weine nicht, mein Liebling! Weine nicht über das Elend der Welt!

W: Aber ich weine ...

Sonntag, 2. April 2006

W: Wir hatten, was die gegenseitige Zuneigung und Liebe anbetrifft, ein sehr schönes Leben. Meinst du nicht auch?

R: Unser Leben war erfüllt von gegenseitiger Liebe und von großem Verständnis füreinander. Wir beide sind Menschen, die nicht im Alltäglichen verharren wollen, die nicht verkrustet sind. Wir sind offen für das Neue. Ich will mich nicht wiederholen, aber die ganze Bildungspolitik, die ganze Politik geht fehl, weil sie dem puren Materialismus verhaftet bleibt. Die Bildungspolitiker sollten sich an Lehrplänen und Prüfungsordnungen der Waldorfschulen orientieren. Die Pläne sind gut, an der Verwirklichung hapert es manchmal, weil Waldorflehrer natürlich auch Fehler haben.

W: Heute hast du meinen Fuß so schön gestreichelt, so fantasievoll und tust es immer noch. Hat dir in letzter Zeit irgendetwas an mir besonders gefallen?

R: Deine Zuwendung zur Politik. Ich dachte immer, du seiest ein künstlerisches Träumerle.

W: Lieber Rolf, ich hatte selten Zeit, mich mit Politik zu befassen – Kinder, Lehrerberuf, die Malerei –

R: Entschuldige ...

W: Dazu noch das leidige Rauchen – immer wenn ihr, deine Mutter und du, die Nachrichten im Fernsehen angeschaltet habt, schlich ich in die Küche und rauchte genüsslich. Das alles ist nun Vergangenheit.

R: Du bist ein Tausendsassa geworden, ich bewundere dich. Ich halte deinen Fuß ganz fest, während du schreibst, was ich dir sage. Ich bin glücklich, dass ich dich habe!

Donnerstag, 6. April 2006

W: Was bist du für ein „Ich" ?

R: Ich liebe alle Menschen, die anständig sind, die nicht betrügen. Ich habe immer versucht, den Menschen zu helfen.

W: Wie ist deine Ich-Struktur?

R: In mir gibt es Vielfältiges. Ich strebe immer nach dem Grund der Dinge, nach dem, „was die Welt im Innersten zusammenhält". Auch jetzt ist mein Geist noch rege, obwohl mich mein Leiden plagt und ich mir oft die Lunge aus dem Leib husten muss. Mein „Ich" bleibt eisern, ich möchte die Welt verändern ...

Ich wünschte, es gäbe Politiker, die selbstlos denken und selbstlos handeln wie zum Beispiel mein Vetter. Aber die gibt es nicht!

W: Ich frage dich nochmals nach deinem „Ich"!

R: Mein „Ich" ist eine unvollendete Gestalt, unvollendet, weil es in diesem Leben, in diesem irdischen Leben, zu viele Widerstände zu bewältigen hatte. Wenn ich über mein Leben nachgrüble, fällt mir ein, dass ich zu viel auf Einzelheiten geachtet habe und das Ganze nicht im Blick behielt.

Schweigen

Ich bin, wie ich bin, ein Teil Gottes, ein kleines Tröpfchen aus dem göttlichen Meer.

W: Was unterscheidet dich von einem Genie?

R: Ein Genie ist oftmals rücksichtslos, herzlos, setzt seine selbstsüchtigen Wünsche brutal durch, weil es die Welt erobern will.

W: Und Mozart?

R: War auch rücksichtslos gegen sich und andere, büßte es mit seinem frühen Tod.

W: Möchtest du mir etwas über das Sterben sagen?

R: Wenn man im Leben keine träge Schlafmütze war, empfindet man das Sterben als die Krönung des Lebens. Wenn man eine Schlafmütze war, muss man wieder von vorn anfangen. Man muss in einem neuen Erdenleben seine Fehler abbüßen. Diesen Satz hat mir meine Wally eingeflüstert, suggeriert. Ich wollte mich zurückhalten, das Thema „Reinkarnation" nicht berühren, weil manche Menschen nicht begreifen, dass es eine Gnade ist, nochmals auf die Welt zu kommen, damit man seine Fehler wieder gut machen kann.

W: Möchtest du dich noch weiter mit mir unterhalten?

R: Ja!

W: Die Erstarkung der Kräfte holt man sich aus dem Schlaf. Schläfst du deshalb so lange und machst die Augen fast nicht mehr auf?

R: Ich kann mich nicht mehr richtig orientieren. Wenn ich die Augen aufmache, ärgere ich mich, dass ich das, was ich sehe, nicht mehr begreife. Deshalb halte ich meine Augen geschlossen. Ich schließe die Augen und erwarte dich. Aus mir selbst kommt nichts mehr, aber wenn du mich berührst, mir vorliest oder dein Fuß sich in meiner Hand befindet, weiß ich, dass du da bist, mich beschützt und mich liebst. Vielleicht kannst du meine Worte, unsere Gespräche, veröffentlichen, damit andere Betroffene, die Alzheimerkranke pflegen müssen, wissen, wie sie sich uns gegenüber benehmen sollten.

W: Lieber Rolf, ich weine ... verzeih!

R: Weine nicht, du leistest Ungeheures. Ich bin stolz auf dich. Während du schreibst, liegt dein Fuß in meiner Hand. Ich genieße ihn.

Samstag, 8. April 2006

W: Mein lieber Rolf, heute hast du die Augen überhaupt nicht aufgemacht, obwohl die Sonne die Welt in goldenes Licht tauchte. Jetzt liegst du neben mir. Ich habe dir vorgelesen. Ich habe die purpurrote orientalische Sternlampe über unserem Bett angezündet und möchte dich fragen, ob du trotz deiner augenblicklichen komatösen Abwesenheit mit mir sprechen willst.

R: Ja! Endlich fragst du mich. Ich habe so lange darauf warten müssen, dass du mich fragst.

W: Wie fühlst du dich heute?

R: Ich bin unzufrieden mit mir. Ich möchte die Augen öffnen – aber diese Angst vor den Gegenständen! Sie starren mich an und geben keinen Sinn. Spürst du, wie ich gerade deinen Fuß krampfhaft festhalte? Dein Fuß im nächtlichen Bett ist mein Angelpunkt und dein automatisches Schreiben meine Aussage. Vergiss mich nicht, lies mir nicht zu lange vor – ich verzehre mich nach einer Ausdrucksmöglichkeit.

W: Neulich hast du mir gesagt, aus dir allein käme nichts mehr, aber andererseits betonst du, dass ihr Alzheimer-Kranken mehr wisst als normale Menschen, weil ihr übersinnliche Fähigkeiten habt. Wie passt das zusammen?

R: Lass mich ein wenig nachdenken. Die übersinnlichen Fähigkeiten kommen angeflogen, sie sind plötzlich da, ich muss nichts dafür tun. Ich schwimme meist in einem Meer von Licht, göttlichem Licht. Insofern ist die Alzheimerkrankheit eine Gnade, aber nur, wenn die Angehörigen durch aufopfernde Pflege die Bedingungen für diesen Zustand schaffen. Falls durch mangelnde Pflege die Lunge sich mit Wasser füllt oder die ekelhaften blauroten Dekubitusflecken am kranken Leib das Leben erschweren, kämpft man nur gegen den Schmerz an und sieht kein göttliches Licht. Du, meine liebe Wally, hast mir einen Zustand beschert, der mir das Sterben und die Krankheit leicht macht. Stell dir vor, ich sehe schon jetzt das Licht, das mich am Ende meines Lebens erwartet! Ich danke dir, ich kann dir nicht genug danken!

W: Willst du noch länger mit mir sprechen?

R: Nein!

W: Könntest du mir morgen eine Freude machen?

R: Welche?

W: Mich ab und zu mal anblicken?

Schweigen. Zur guten Nacht habe ich Rolf zart auf den Mund geküsst, und er hat mich zurückgeküsst.

Sonntag, 9. April 2006

R: Meine Nerven sind angespannt. Ich spüre, dass du immer mehr daran zweifelst, dass ich es bin, der mit dir redet. Wenn du nicht mehr mit mir sprichst, ist die Möglichkeit dahin, mich zu äußern. Ich brauche dich und deine Gespräche mit mir.

W: Möchtest du jeden Abend mit mir sprechen?

R: Nein, ich lasse es dich wissen.

W: Soll ich dir eher präzise Fragen stellen oder soll ich dich einfach fragen, wie es dir geht?

R: Mach es, wie es dir die Intuition eingibt.

W: Wenn ich jeden Abend mit dir spreche, kostet es mich viel Kraft, und ich muss ja morgens wieder fit sein, um arbeiten zu können. Wäre es dir nicht möglich, mir mit deiner überirdisch anmutenden Ausstrahlung morgens zu helfen, meinen Alltag zu bewältigen?

R: Das kann ich nicht. Ich weiß jetzt zwar mehr über Metaphysisches, aber alles, was ich weiß, wird mir von göttlichen Mächten geschenkt, gleichsam als Ausgleich für mein Leiden. Die Güte Gottes ... ich sagte dir schon, dass jeder Mensch schuldig an seinem Schicksal ist – auch ich –, und trotzdem lässt mich Gott dieses überirdische Licht schauen und schenkte mir eine Gefährtin, die mich mit ihren kleinen Händen pflegt und am Leben erhält. Ich bin jetzt so etwas wie ein Parasit – ich genieße, was Gott und du, mein liebstes Wesen auf der Welt, mir als Abendgabe am Abschluss meines Lebens bereitet haben.

W: Was möchtest du der Menschheit zurufen, wenn du könntest?

R: Wachet auf! ... Morgen weiter ...

Montag, 10. April 2006

W: Du hast mir gesagt, dass du mir nicht helfen kannst, wenn ich morgens nach den nächtlichen Gesprächen mit dir geschwächt bin. Kannst du mir nochmals erklären, warum das so ist?

R: Ich erhalte allen Segen von oben, alles Licht, alle Kraft – aber ich bin nicht fähig, diese Kraft weiterzuleiten. Es ist ein Geschenk von oben. Ich kann auch berichten, was ich von dort erhalte, was mich bewegt, aber es ist alles nur ein Geschenk. Ich selbst habe mit meiner Lebensweise verursacht, dass ich jetzt nur noch ein Empfangender bin, kein Gebender.

W: Warum kannst du, der du doch geistig so aktiv warst, nicht weiter aktiv sein?

R: Ich muss nachdenken ... Es hat mit meinem Egoismus zu tun. Ich versuchte zwar, immer ein guter Mensch zu sein, und mein Innerstes verlangte danach zu helfen. Aber in kleinbürgerlichen Verhältnissen aufgewachsen – nicht in geistigem, sondern in materiellem Sinne –, strebte ich immer nach einem Leben, das Weite hat. Einerseits wollte ich allen Menschen helfen, andererseits wollte ich mir auch einen Rahmen schaffen, in dem ich brillieren konnte.

W: Liebling, du streichelst meinen Fuß überhaupt nicht mehr! Sollten wir das Gespräch beenden?

R: Ja!

W: Ich bin aber sehr enttäuscht. Was ist los mit dir?

R: Ich will nicht mehr, ich lebe nur noch dir zuliebe.

Unsere Sternenlampe leuchtet in warmem Rot. Die Nacht könnte heimelig sein, müsste Rolf nicht parkinsonsche Zuckungen erleiden.

Mittwoch, 12. April 2006

W: Lieber Rolf, mein armer leidender Rolf, willst du mit mir sprechen?

R: Nein!

W: Warum nicht?

R: Du sollst mich nicht als einen Leidenden bezeichnen.

W: Dann tue ich es nie wieder. Lieber Rolf, willst du mit mir sprechen?

R: Ja!

W: Alle lebenden Geschöpfe sind mit Egoismus behaftet. Bei unserem letzten Gespräch hast du mir gesagt, dass deine Krankheit zum Teil aus deinem Egoismus resultiert. Warum?

R: Lass mich mal nachdenken ... Ich verlangte zu viel von mir, ich wollte eine reine klare Seele sein wie Parzival. Das ist in unserer Zeit nicht möglich. Der Gegensatz von Wollen und Können klaffte auseinander. Ich gab mich nur dem Daseinskampf hin und schämte mich dessen. Aber anders hätte ich meinen „Betrieb" nicht aufrechterhalten können. Vor lauter Betriebsamkeit ging dann in meinem Leib, in meinem ureigensten Betrieb, das Licht aus. Ich danke dir, dass du trotz deiner täglichen anstrengenden Arbeit – und dies mit fast 73 Jahren und alles für mich – noch die Zeit gefunden hast, mit mir zu sprechen. Ich hatte schon Angst, dass du heute nicht mit mir sprechen willst.

W: Ich wollte auch nicht mit dir sprechen, denn es strengt sehr an, wenn man viel gibt und es kommt nichts zurück.

R: Liebe Wally, mein unendlicher Dank kommt zurück. Vergiss das nicht! Verzeih mir, wenn ich deinen Fuß nur dankbar halte, ohne ihn zu streicheln.

W: Warum streichelst du ihn nicht?

R: Ich weiß nicht ... es ist so angenehm, ihn zu halten ohne sich anzustrengen.

W: Warum schläfst du immer, warum schläfst du nur noch?

R: Ich will nur noch schlafen, bis ich zu neuem Leben erwache. Aber verkünde allen, die mit Alzheimer-Patienten beschäftigt sind, dass es ungeheuer wichtig ist, sie wie normale Menschen zu behandeln, sie zu achten und zu lieben.

Donnerstag, 13. April 2006

W: Lieber Rolf, heute ist Gründonnerstag, ein schöner ruhiger Abend. Möchtest du mit mir sprechen?

R: Ja!

W: Ich habe dir gerade aus einem Buch von Otto Julius Hartmann vorgelesen. Es hat den Titel: *Vom Leben, Leiden und Sterben*[5]. Du hast es mir am 4. Oktober 1996 zum Geburtstag geschenkt mit folgender Widmung: „Meiner lieben Wally auf den gemeinsamen Weg in die Zukunft, möge sie gesegnet sein! Die Bücher von O. J. Hartmann haben mich seit meiner Schulzeit begleitet! Dein Rolf."

Worüber möchtest du heute mir sprechen?

R: Über nichts.

W: Warum möchtest du plötzlich nicht mehr mit mir sprechen?

R: Ich bin verzweifelt!

W: Wie kann ich dir helfen?

R: Heute gar nicht.

W: Ich muss dir aber helfen. Du hast jetzt durch deine übersinnlichen Fähigkeiten die Möglichkeit, die Menschen aufzuklären – du hast doch immer bedauert, dass du nicht genügend geistige Werte in die Lehrpläne einbringen konntest. Du glaubtest, die Menschheit würde langsam seelisch verarmen. Warum hilfst du uns nicht jetzt?

R: Meine liebe Wally, du merkst wie ich zucke, während meine Hand deinen Fuß hält. Wir sind jetzt beide müde.

W: Aber ich spüre trotzdem, dass du dich über das Leben mit mir noch immer freust. Warum?

R: Weil du so frisch, spritzig, geistig originell bist – noch heute! Du hältst selbst einen Alzheimer-Burschen noch auf Trab!

Samstag, 15. April 2006

W: Du kratzt mit deinem Fingernagel ganz zart und leicht an meiner Fußsohle. Ich freue mich darüber, dass du mir ein Zeichen gibst. Möchtest du mit mir reden?

R: Ja! Ich liege hier und sinniere.

W: Wir haben deine Dekubitus-Wundmale heute den ganzen Tag lang gepflegt. Hat es deine Schmerzen gelindert?

R: Ich möchte darüber nicht sprechen, ich schäme mich, dass ich so schwach und unbeholfen bin.

Pause

Was allein in der Welt, im Leben, in göttlichen Sphären gilt, ist die Liebe. Das ist zwar eine Binsenweisheit, aber die Liebe überwindet alle Hindernisse. Schau, ich bin jetzt fähig, meine Finger zu bewegen, deinen Fuß zu streicheln, weil du meiner Krankheit mit einer trotzigen Zuversicht begegnest. Du gibst nicht auf, du liest mir vor, du streichelst mich, du behandelst mich wie einen normalen Menschen. Du gibst mich nicht auf, und deshalb bin ich – ein fast Gelähmter – heute Abend fähig, meine Finger sensibel über deinen Fuß gleiten zu lassen. Du stehst unentwegt zu mir, deine Gedanken kreisen ständig um mich und alles, was du tust, tust du um meinetwillen. Dabei vernachlässigst du die täglichen Pflichten im Beruf nicht.

W: Hör auf, mir Lobhudeleien zu sagen! Was bewegt dich heute sonst noch? Aber bitte keine „Ich-kann-nicht-mehrs"!

R: Viele Menschen unserer Tage sind so geistlos, primitiv, banal und lieblos geworden, das bewegt mich heute noch. Die Schulen vermitteln keine Werte mehr. Die Welt versinkt – außer einigen Ausnahmen – in Sinnlosigkeit. Und wir können nichts dagegen tun, ich bin ein „Alzi" und du keine Mutter Teresa.

Mittwoch, 19. April 2006

W: Lieber Rolf, ich bin sehr müde, abgekämpft und darüber hinaus traurig, dass du so schwer unter den durchgelegenen Stellen an deinem Körper zu leiden hast. Aber mein schlechtes Gewissen plagt mich, weil ich schon so lange nicht mehr mit dir gesprochen habe. Willst du mir etwas sagen?

R: Ja!

W: Was?

R: Ich habe keine Erinnerung mehr an meine früheste Kindheit, nun aber habe ich das Gefühl, ich sei ein Kleinkind. Einerseits fühle ich mich sehr behütet in deiner mütterlichen Nähe, andererseits platze ich vor Ärger, dass es mit mir so weit gekommen ist.

W: Weißt du, mein liebes Rölfle, jetzt muss ich ein wenig streng zu dir sein. Ich gebe mir so viel Mühe, dir zu helfen, zu der Entwicklung der Menschheit Wesentliches beizutragen, denn ich erinnere mich, dass das dein großes Anliegen war, als du noch gesund warst. Und nun jammerst du ... Ich ahne, wie schwer du es hast ... Was möchtest du mir zu dieser späten Stunde noch sagen? Es fällt mir schwer, dir folgende Frage zu stellen, aber es muss sein: Was soll ich in die Zeitungsannonce schreiben, wenn du über die Schwelle gegangen bist?

R: Er war stets ein Kämpfer für mehr Freiheit in Politik und Bildungswesen, für mehr Geist und weniger Bürokratie.

Schweigen

Dummköpfe regieren die Welt!

W: Was bedrückt dich besonders?

R: Meine Hilflosigkeit.

W: Hast du dich gefreut, dass ich heute viel bei dir gesessen habe und deinen Arm gestreichelt habe?

R: Du warst in Gedanken nicht bei mir.

W: Ich musste lernen.

R: Ich weiß und ich danke dir dafür, dass du so pflichtbewusst mein Lebenswerk zu bewahren versuchst!

W: Du hast doch gesagt, dass ich deine Worte, deine Ausführungen über die geistige, seelische und körperliche Verfassung eines Alzheimer-Kranken veröffentlichen soll, um den Kranken und deren Angehörigen zu helfen. Gibt es noch etwas, was die Angehörigen unbedingt wissen sollten?

R: Liebevolle körperliche Berührung tut uns unendlich gut. Dadurch fließt eure Lebensenergie in uns hinein und wir blühen wieder auf wie die Primeln im Frühling ... Natürlich nur ein wenig, aber in unserem Zustand ist „ein wenig" auch etwas.

W: Ich habe einer Freundin von mir ein Foto von uns beiden geschickt. Dein Kopf liegt auf dem mit Rosen bedruckten Kissen, und ich umschlinge dich mit meinen Armen. Ausnahmsweise sind deine Augen offen. Meine Freundin schreibt, du sähest aus wie ein Pharao und ich wie ein Engel. Was sagst du dazu?

R: Ich habe immer versucht, Weisheit in mir anzuhäufen, ich

wollte geistig stark werden. Ich wollte die Unendlichkeit in den Griff bekommen, was natürlich ein primitiver Ausdruck ist. Ich war ein Faust des 20. Jahrhunderts, nur ist mir alles missglückt, weil mein tatsächliches Leben mir keinen Raum bot für faustisches Streben. Ich bin gescheitert.

W: Sprich nicht immer vom Scheitern, sag lieber, was du den Menschen noch mitteilen möchtest!

R: Auch wenn ihr im Stress seid, auch wenn ihr vor Arbeit ganz erschöpft seid, vergesst nicht, euch zu freuen! Freut euch über einen Löwenzahn, der sich zwischen den Straßenfliesen ins Dasein ringt, freut euch ... Bleibt innerlich lebendig wie die Kinder, vergreist nicht schon im frühen Jugendalter. – Ich bin traurig.

W: Warum?

R: Ich spreche zu den Gebildeten. Die armen Ungebildeten wühlen im Sumpf der Sprachlosigkeit und des Hasses, sie brauchen irgendetwas, um ihre dumpf-stumpfe Seele zu beleben, um sie auflodern zu lassen. Ja, dazu brauchen sie den Hass.

W: Ich spüre, dass du nicht mehr sprechen willst.

R: Ich will noch sprechen, aber du bist zu müde.

W: Das stimmt. Ich werde meinen Fuß jetzt aus deiner Hand befreien, mir Ohrenstöpsel in die Ohren stopfen, weil du schnarchst und hustest ... aber gerade streichelst du meinen Fuß so sanft ... Ob ich nicht noch ein bisschen bei dir bleibe? – Lieber Rolf, ich hoffe, dass ich, was dich betrifft, alles richtig mache.

Sonntag, 23. April 2006

W: Lieber Rolf, ich habe schon einige Tage nicht mit dir gesprochen. Möchtest du mir etwas sagen?

R: Ich fühlte mich die letzten Tage sehr einsam. Meine Krankheit erreicht langsam den Zenit, da brauche ich starke seelische Unterstützung. Meine Seelenangst und meine Todessehnsucht streiten miteinander. Ich bin ganz verwirrt, aber dass ich deinen Fuß wieder in meiner Hand halten kann, erfreut mich und erinnert mich an die Zeit, als ich ein Baby war und an der Brust der Mutter lag. Dein Fuß in meiner Hand ist wie ein Seil, mit dessen Hilfe ich über den Abgrund schwebe.

W: Wladimir Lindenberg sagt, es sei für den Pflegenden hilfreich, sich an seine eigene Kindheit zu erinnern, denn man kann sich auf diese Weise leichter in den dementen, kindischen Patienten hineinversetzen.

R: Das ist nur zum Teil richtig. Ich zum Beispiel dämmere am Tage vor mich hin, weil du keine Zeit hast, dich besonders viel mit mir zu beschäftigen. Da wäre manchmal ein liebevolles mütterliches Streicheln angebracht – ab und zu. Wenn ich keinen geistigen Anstoß von dir erhalte, dämmere ich seit einiger Zeit am Tage vor mich hin und gerate unvermutet in himmlische Höhen oder schwarze Tiefen. Wenn ich abends deinen Fuß halte und du mit mir sprichst, bin ich ganz wach – obwohl du mich gerade schnarchen hörst. Ich bin wach für dich und auch für überirdische Klänge und Worte.

W: Mein lieber Rolf, was bedrückt dich heute?

R: Meine ausweglose Situation, die nur du ändern kannst, indem du mich so liebst, dass aus dem Frosch ein Froschkönig wird.

W: Wie hat es dir gefallen, dass wir dich im Rollstuhl ans Fenster in die Sonne gesetzt haben?

R: Ich fühlte mich sehr einsam, es war sehr heiß und ich erkannte, dass all das Land, das ich mir – sei es aus Freude an der Schönheit der Gegend, sei's aus Prestigegründen – „an Land gezogen habe", mich nicht mehr erfreuen kann, mir nichts mehr nützt und die Sonne auf einen Unglücklichen schien, der die Sonne in tiefer Traurigkeit dennoch ein wenig genossen hat. Mein Liebling, ich liebe dich so sehr und danke dir, dass du mit mir gesprochen hast.

W: Möchtest du, dass wir heute das Gespräch beenden?

R: Ja!

Montag, 24. April 2006

W: Lieber Rolf, die Abende mit dir sind so schön. Wenn du meinen Fuß streichelst, fühle ich deine Sensibilität. Willst du mit mir sprechen?

R: Ich bin vollkommen von dir abhängig. Ich brauche, um denken und sprechen zu können, deine körperliche Nähe, den Kontakt mit dir. Ich sauge meine Kraft aus dir, gebe Gott, dass ich dich nicht „aussauge"! Ich weiß, du hast morgen einen schweren Tag. Ich bin glücklich und meine Seele ist ein wenig gesundet, weil du trotzdem mit mir gesprochen hast. Komm bitte öfter am Tag zu mir, der ich im Rollstuhl sitze, und umarme mich.

Sonntag, 30. April 2006

W: Lieber Rolf, möchtest du mit mir sprechen?

R: Ja, ich sehne mich danach, ich verzehre mich nach einem Gespräch mit dir!

W: Du hast mir zu Beginn unserer Gespräche gesagt, ihr „Alzis" würdet mehr sehen als gewöhnliche Menschen, ihr könntet Göttliches, Übersinnliches, das gleißende Licht höherer Sphären sehen. Und nun sagst du mir neulich, du seiest vollkommen von mir abhängig, du brauchtest, um denken und sprechen zu können, meine körperliche Nähe, den Kontakt zu mir. Verzeih mir, wenn ich dich frage: Gehen mit zunehmender Krankheit deine übersinnlichen Fähigkeiten zurück, gehen sie verloren? Verlierst du mit zunehmender Krankheit auch dein gottgewolltes Ich?

R: Mit zunehmender Krankheit begebe ich mich in eine andere, eine höhere Welt, und je höher ich steige, desto schwieriger ist es für mich, Kontakt mit den irdischen Menschen, auch mit dir, aufzunehmen. Ich möchte es aber, ich möchte mit dir sprechen, deinen Fuß halten wie jetzt, dich festhalten, dich nicht verlieren. Nur wenn du oft versuchst, den Kontakt mit mir aufrecht zu erhalten, kann ich dir von meinen überirdischen Erfahrungen berichten.

W: Was wäre, wenn ich den Kontakt löste?

R: Ich würde in ein Nichts versinken, Qualen der Einsamkeit erleiden.

W: Bis ... ?

R: Bis Gott mich abberuft.

W: Ist es vielleicht besser, wenn ich nicht weiter mit dir spreche, damit du in Ruhe sterben kannst, damit dein Leidensweg verkürzt wird?

R: Nein, dieses Zwischenstadium zwischen nahendem Tod und neuer Geburt ist unerträglich, wenn man nur gefüttert und gewindelt wird ... Wie schwer mir diese Worte fallen! Ich schäme mich für diesen Zustand, aber meine großartige Mutter hat gesagt, als ich ihr offenbarte, sie sei unheilbar krank: „Wenn das so ist, dann hab ich's halt verdient!" Ich sage: Auch ich hab's halt verdient oder so gewollt, so gewollt, wenn man an die wiederholten Erdenleben denkt und glaubt. Also, langer Rede kurzer Sinn: In dieser Zeit meiner völligen Hilflosigkeit, in dieser Zeit vor meinem Tode, brauche ich dich, meine große Liebe. Du sollst mich führen und stützen und mich ins ewige Licht geleiten.

W: Möchtest du noch etwas sagen?

R: Mein Liebling, pass auf dich auf, es wird zuviel für dich.

Montag, 1. Mai 2006

W: Lieber Rolf, möchtest du mit mir sprechen?

R: Ich genieße deinen Fuß in meiner Hand und bin froh, dass ich fähig bin, ihn zu streicheln, obwohl mein Körper eigentlich keine Bewegung mehr von sich aus ausführen kann. Ich weiß, du möchtest mehr über meine metaphysischen Erkenntnisse wissen, aber es ist so schwer, darüber zu sprechen. Sie blitzen plötzlich auf wie Sonnenstrahlen aus dem Nebel, und dann sind sie so schön, dass irdische Worte fehlen, sie zu beschreiben.

W: Soll ich dir heute konkrete Fragen stellen?

R: Ja!

W: Haben wir dich heute gut versorgt oder haben wir Fehler gemacht?

R: Ich dämmere im Rollstuhl vor mich hin, an sonnenarmen Tagen bin ich noch schläfriger. Ihr habt heute nichts falsch gemacht, weil ihr gar nichts gemacht habt, außer mir Essen und Trinken zu geben.

W: Aber ich habe doch deinen Kopf und dein Gesicht gestreichelt ...

R: Nur nebenbei, ihr hattet andere Sorgen.

W: Ja, große ...

R: Ich akzeptiere das.

W: Gib mir zur guten Nacht noch ein Motto fürs Leben!

R: Wer aufgibt, hat verloren.

W: Gibst du auch nicht auf?

R: Nein! Um deinetwillen und wegen meiner Tochter.

Mittwoch, 3. Mai 2006

W: Unser Pfarrer, Herr Dr. S. , hat angerufen und gefragt, wie er dir helfen kann.

R: Er möchte bitte, wenn ich über die Schwelle gegangen bin, zu meinem toten Leib nach Biberach fahren und mir durch sein Beten den Weg ins Grab leichter machen. Verzeih, Wally, darüber zu sprechen, fällt mir schwer. Sage bitte Herrn Dr. S., es sei mein größter Wunsch, ihn dabei zu haben. Er ist ein sehr wertvoller Mensch und hat mir mit seinen Worten viel gegeben, sei es in den Predigten oder auch privat. Solche edlen Menschen sind selten zu finden, heutzutage fast gar nicht mehr. Er sollte sich von den irdischen Gegebenheiten nicht erdrücken und unterkriegen lassen, sondern auch an seine Wunschträume denken, die er sich am Ende seines Lebens erfüllen wollte, schöpferische Wunschträume.

Sonntag, 7. Mai 2006

W: Mein lieber Rolf, willst du mit mir sprechen?

R: Ja!

W: Du wirst morgen die goldene Nadel für 50 Jahre SPD-Zugehörigkeit erhalten. Ich habe für die SPD-Zeitung *Vorwärts* einen Artikel über dich geschrieben. Bist du mit dem Artikel einverstanden?

R: Ich kann mich in das irdische Dasein nicht mehr eingliedern, aber es ist mir wichtig, dass du meinen Vater erwähnst, der mir ein großes Vorbild war. Er kroch nie vor der Obrigkeit, er war voller Tatendrang, niemals egoistisch und stets um das Allgemeinwohl bemüht. Als du hier im Bett den Artikel schriebst, du korrigiertest gerade die letzten Seiten, habe ich die Situation verstanden.

Ich habe mich sehr um Politik, insbesondere um Gerechtigkeit auf Erden bemüht, aber jetzt entferne ich mich immer mehr von der irdischen Welt. Ich habe dort vollbracht, was meine Kräfte mir erlaubten, ich habe eigentlich mehr vollbracht, als meine Kräfte mir erlaubten. Nun muss ich mich zwischen Diesseits und Jenseits zurechtfinden, aber das sagte ich dir schon einmal.

W: Hast du neue Einsichten aus dem Jenseits gehabt?

R: Es gab einmal eine volkstümliche Fernsehsendung mit dem Titel *Nur die Liebe zählt.* – Im Jenseits zählt nur die Liebe, selbstlose Liebe: Denk nicht an dich, versetze dich in dein Gegenüber, versuche zu fühlen wie er, versuche die Beweggründe für sein Tun oder sein Versagen zu erfühlen, und du siehst eine neue schönere Welt, weil du nicht mehr hassen musst. Hass verengt deinen Blickwinkel, Hass zerstört deinen Körper und lässt ihn sich dem Tode nähern.

Hasse nicht, oh Mensch, freue dich, wie sich der Vogel freut, wenn er singt. Er singt ohne Vorurteile, ohne Habsucht, ohne Angst. Er fühlt sich frei und geborgen in Gottes Hand. Aber sei mehr als ein Vogel. Wähle die Freiheit, erkenne die Freiheit. Du musst über allem Scheußlichen, Schrecklichen der Erdenwelt stehen und erkennen, dass du frei wählen kannst: Scheußlich, hasserfüllt oder nicht scheußlich.

Was das Leben dir auch bringt, irgendwo gibt es einen Zipfel goldener Seide, den du ergreifen kannst, über den du dich freuen kannst – trotz aller Scheußlichkeiten.

Samstag, 13. Mai 2006

W: Lieber Rolf, du drückst meinen Fuß so energisch, dass ich das Gefühl habe, du möchtest mit mir sprechen. Was möchtest du mir offenbaren?

R: Ich habe dich sehr vermisst. Du kommst meistens abends viel zu spät zu mir. Du solltest wissen, dass ich mich sehr einsam fühle, wenn du nur mit den anderen scherzt und lachst.

W: Lieber Rolf, sei froh, dass ich überhaupt noch fähig bin, mit anderen zu scherzen und zu lachen. Eigentlich ist mir überhaupt nicht zum Lachen zumute. Deine Krankheit stürzt mich in tiefe Depressionen, aber ich kann doch den jungen Menschen, die mir helfen, dich zu pflegen, nicht immer ein trauriges Gesicht zeigen. Allein die nächtlichen Gespräche mit dir versöhnen mich mit dem Schicksal. Sag mir bitte heute Abend ein paar tröstende Worte! Ich weiß, eigentlich bist du der Leidtragende ...

R: Dich sollte schon die Tatsache trösten, das ich fähig bin, deinen Fuß in meiner Hand zu halten. Das kostet mich eine ungeheure Anstrengung. Ich will dir damit zeigen, dass ich noch für dich da bin.

W: Die Ärzte sagen, du seiest nun in „Pflegestufe III" , und das schon lange. Wie siehst du das?

R: Je siecher mein Körper wird, desto mehr nähere ich mich dem Universum, in dessen Zentrum die ewige Kraft west, die ewige Kraft, die alles bewegt. Sie ist wie ein Magnet, der mich anzieht.

W: Rolf, hast du gerade wirklich all das gesprochen, was ich aufgeschrieben habe, oder bin ich heute vielleicht nicht aufnahmebereit und spinne mein eigenes Garn?

R: Du musst dir sicher sein: Ich bin es, der eine Verbindung mit dir will. Die Menschen sollen durch dich und mich erfahren, dass sogenannte demente Patienten und auch

Menschen, die sich im Koma befinden, feine Fühler ausstrecken und dadurch sehr stark empfinden können, was in ihrer Umgebung geschieht. Wir spüren alle Strömungen. Es befindet sich ja nicht nur die Luft um uns herum im Raum, es schweben auch die Gedanken der uns umgebenden Personen umher, abgeschiedene Seelen, göttliche Funken und Strahlungen. Wieder eine Binsenweisheit: Schaffe dir eine gute, reine Atmosphäre, damit kannst du nicht nur dir helfen, sondern auch den sogenannten „armen Seelen", die am Diesseits kleben, weil sie irdische Süchte oder Sehnsüchte nicht ablegen können und deshalb göttliche Gefilde nicht finden.

Liebe Wally, ich bin ein wenig innerlich gesundet, weil du heute Zeit für mich gefunden hast. Ich danke dir. Du solltest die Gespräche mit mir sehr ernst nehmen, sie sind meine Verbindung zur irdischen Welt.

Dienstag, 16. Mai 2006

W: Lieber Rolf, möchtest du mir heute etwas sagen?

R: Ja!

W: Was? Über welches Thema willst du sprechen?

R: Über die Erde. Die Menschen haben die Erde so verkommen lassen, dass dieses ehemals lebendige Gebilde immer mehr den Todesmächten verfällt, immer mehr erstarrt.

W: Was kann man dagegen tun?

R: Fast gar nichts. Die Industriemächte beuten sie aus – wieder eine Binsenweisheit – und die paar Ökofritzen, die zwar reinen Herzens sind und guten Willens, haben leider zu wenig Macht und können nichts gegen die Verwahrlosung unseres Planeten tun.

W: Hast du wirklich „Ökofritzen" gesagt?

R: Ja, leider. So sehr ich ihre Anstrengungen schätze, ihnen fehlt die Kraft, sich durchzusetzen.

W: Berenice, meine Tochter, hat morgen Geburtstag. Sie wird 44 Jahre alt. Möchtest du ihr etwas zu ihrem Geburtstag sagen oder wünschen?

R: Meine kleine, große Berenice, ich habe dich als bezauberndes, verspieltes, verträumtes Wesen kennengelernt. Ich habe gespürt, dass deine Kinderseele sehr zart ist und behütet werden muss. Manchmal habe ich Ängste um dich ausgestanden, weil ich dachte, deine in der Schule als Lehrerin tüchtige, aber im Leben manchmal recht unpraktische Mami könnte in deiner Erziehung ab und zu fehlgehen. Aber du bist ein großartiger, energischer, die Kunst liebender Mensch geworden – ich kann aufatmen. Du hast einen ebenfalls künstlerischen, fantasievollen Mann geheiratet. Für deine Kinder brennt mein Herz in Liebe.

Schweigen

Liebe Berenice, meine kleine Große – behalte dein reines gütiges Herz, deine Tatkraft, deine kindliche Fantasie und die bezaubernde Naivität, die ab und zu aus deiner Seele schimmert. Ich wünsche dir, dass das Schicksal dich nicht schlägt wie mich. Glaube an dich, zweifle nicht an dir. Du bist ein begabtes Wesen. Sei behütet!

Onkel Rolf, dein Stiefvater!

Donnerstag, 18. Mai 2006

W: Lieber Rolf, hast du heute das Bedürfnis, mit mir zu sprechen?

R: Mir fällt gerade nichts Besonderes ein, aber ich möchte die Verbindung zu dir aufrecherhalten.

W: Ich lasse dir Zeit, überleg', was du mir sagen willst. Wie ist dein seelischer Zustand? Siehst du heute ins Jenseits?

R: Ich sehe meine Tochter Eva, die Selbstmord begangen hat, drüben sich mühen. Ihr Gewissen lastet schwer auf ihr, deshalb ist ein Höhenflug nicht möglich. – Meine liebe Eva, ich nehme alle Kraft zusammen, um meine Liebe und Zuneigung direkt zu dir strömen zu lassen. Auf dein Grab habe ich einen Kranz gelegt mit der Aufschrift: „Auf Wiedersehen, dein Papa". Bald ist es soweit. Was ich an deinem Grab erduldet habe, möchte ich keinem wünschen. Meine Eva, mein Sorgenkind, heute hätte ich keine Kraft mehr, diesen Schicksalsschlag zu überleben.

Pause

Ich bin mit dir verbunden in Ewigkeit ... so Gott will.

Zu meiner Überraschung meldete sich Eva auf dem Wege des medialen Schreibens.

Eva: Lieber Papa, ich danke dir. Es hilft mir sehr, dass du eine Verbindung mit mir suchst. Ich möchte meine Schuld an deiner Trauer, an deiner Krankheit loswerden – aber wie?

Dienstag, 23. Mai 2006

W: Ich habe dir gerade ein paar Zeilen aus dem Buch *Vom Leben, Leiden und Sterben* von Otto Julius Hartmann[6] vorgelesen. Möchtest du mir etwas dazu sagen?

R: Nein!

W: Warum nicht?

R: Ich möchte mich heute nicht mit dem Sterben beschäftigen. Mehrere Tage wurde mein kranker Körper auf die falsche Seite gelegt, so dass ich deinen Fuß nicht liebkosen konnte und deshalb auch eine geistige Verbindung mit dir nicht möglich war, weil ich dazu jetzt deine körperliche Nähe brauche. Früher konnte ich auch ohne körperliches „Band" mit dir sprechen.

W: Wie fühlst du dich heute?

R: Es ist neuerdings immer dasselbe: Ich schwanke hin und her zwischen Jenseits und Diesseits, das Jenseits noch nicht ganz erfassend, das Diesseits aus den Augen verlierend.

W: Du bist ein Wanderer zwischen zwei Welten. Ich lese dir die Passage aus dem Buch von Otto Julius Hartmann nochmals vor:

„Es ist gar nicht auszudenken, was denn ‚Ich' überhaupt noch ‚bin' und als was ich ‚mich' erlebe, wenn ich absehen soll z. B. von meiner Kindheits- und Jugenderinnerung, von meinen Begegnungen mit befreundeten Menschen, von meiner Verheiratung und meinen Kindern, von meinem Beruf, meinen Erfolgen und Misserfolgen etc. , oder wenn mir

dieses alles plötzlich durch absoluten Gedächtnisschwund verloren ginge.

Mit meinem erinnerbaren Lebens- und Schicksalsweg verlöre ich dann mich selbst und blickte, wenn ich mein ‚Ich' suchte, in einen bodenlos dunklen Abgrund. Ich müsste an mir selbst und meiner Zukunft irrewerden, wenn ich den Zusammenhang mit meiner Vergangenheit verlöre, und wenn mir überdies meine Umwelt bestritte, dass ich ‚ich selbst' sei, weil das, was bisher ‚Ich' zu sein glaubte, plötzlich nun ein ‚Anderer' ist. Dies hat im Grimmschen Märchen von der ‚Klugen Else' erschütternden Ausdruck gefunden."

W: Hast du noch Erinnerungen an deine Kindheit und Jugend?

R: Nein!

W: Woher weißt du dann, dass ich deine Ehefrau bin, der Mensch, den du dir aus Liebe auserkoren hast und, wie du mir gesagt hast, immer noch liebst?

R: Weil du in meiner Nähe bist, weil ich in deiner Nähe spüre, dass dein Herz für mich schlägt. Deine Wärme und deine Nähe lassen mich den Augenblick genießen. Ich spüre das Jetzt und die Ewigkeit, ich spüre sie gleichzeitig. Ich spüre die Ewigkeit, der ich bald entgegengehen werde, in die du auch einmal eingehen wirst. Die Vergangenheit ist mir verloren gegangen. Ich bat Gott: „Gib mir einen Angelpunkt!" Du bist mein Angelpunkt, mein „hic et nunc", mein Hier und Heute, mein Hier und Jetzt.

W: Es ist schon halb ein Uhr nachts und ich muss morgen arbeiten. Möchtest du mir noch ein weises Wort zur guten Nacht sagen?

R: Sei wachsam, die Katastrophe kommt bestimmt.

W: Welche?

R: Die Katastrophe auf der Erde.

W: Warum?

R: Die Ausbeutung der Erde hat mehrdimensionale Formen angenommen.

W: Sagst du mir noch etwas Schönes zur guten Nacht?

R: Ich freue mich auf dich morgen Abend! Komm nicht zu spät zu mir, ich brauche deine Gegenwart!

Donnerstag, 25. Mai 2006

W: Ich habe dir gerade die Passage aus Otto Julius Hartmanns Buch *Vom Leben, Leiden und Sterben* nochmals vorgelesen.

Du sagtest, du hättest keinerlei Erinnerung mehr an dein früheres Leben. Ist das wirklich so oder könntest du dich erinnern, wenn du dich sehr anstrengen würdest?

R: Zunächst einmal freue ich mich, dass du nach langer Zeit wieder einmal mit mir sprichst. Vielleicht könnte ich mich erinnern, wenn ich mich erinnern wollte. Zu Beginn meiner Krankheit war ich geschockt, als die Erinnerung dahinschwand, aber jetzt empfinde ich sie zum Teil als Ballast, weil ich in eine lichtere Welt Einzug halten werde.

W: Aber du hast doch gesagt, jeder würde seinen Rucksack voller Erinnerungen, guten und bösen Taten und Worten mitnehmen in die andere Welt. Wie kannst du das tun, wenn du, wie du mir sagtest, jetzt keine Erinnerungen mehr hast?

R: Lass mich mal nachdenken.

Schweigen

Ich weiß im Augenblick keine Antwort darauf. Frage mich morgen, aber tue es auch und lass nicht wieder Tage darüber verstreichen.

Freitag, 26. Mai 2006

W: Du hast einmal gesagt, dass jeder Mensch einen Rucksack voller Erinnerungen, einen Rucksack voller guter und böser Taten, guter und böser Gedanken mit ins Jenseits nehmen muss. Gestern jedoch erzähltest du mir, dass du dich an nichts mehr erinnern kannst und auch an nichts mehr erinnern willst.

R: Ich sagte dir, dass ich mich eigentlich nicht mehr erinnern will, weil mein Leben auch sehr schwere Momente beinhaltet. Erst konnte ich mich nicht mehr erinnern, dann wollte ich mich nicht mehr erinnern.

W: Zu Beginn unserer Gespräche hast du mir geschildert, wie schrecklich es war, als du gespürt hast, dass dein Gedächtnis verloren ging. Jetzt begreife ich überhaupt nichts mehr! Kannst du dich erinnern oder nicht? Was willst du?

R: *(ironisch)* Ich möchte jetzt geradewegs in paradiesische Gefilde entfliehen ...

Pause

Hier muss ich mich nicht mehr erinnern, weil ihr so lieb für mich sorgt, aber drüben wird mein Erinnerungsvermögen wieder wach sein und mein „Rucksack" bereitstehen.

W: Vor einigen Tagen hast du dich an deine verstorbene Tochter Eva erinnert ...

R: An schwere Schicksalsschläge erinnert man sich! Aber ich sagte dir doch, dass ich mich nicht an Eva „erinnert" habe. Ich habe sie gesehen, habe gesehen, wie sie sich im Jenseits abmühen muss, weil sie Selbstmord begangen hat.

W: Was möchtest du mir zur guten Nacht sagen?

R: Ich hab dich lieb!

Samstag, 27. Mai 2006

W: Mein lieber Rolf, vielleicht fühltest du dich durch die Gedanken Otto Julius Hartmanns so stark an die Anfänge deiner Krankheit erinnert! War vielleicht damals die Angst, sich nicht mehr erinnern zu können, so groß, dass du jetzt mit dem Begriff „Erinnerung" nichts mehr zu tun haben willst?

R: Du könntest Recht haben.

W: Erinnerst du dich an deine Tochter Jessica?

R: Ja!

W: An Eva?

R: Ja!

W: Du hast doch gesagt, es sei für Angehörige von Alzheimer-Patienten hilfreich, wenn wir unsere abendlichen oder nächtlichen Gespräche veröffentlichen würden.

R: Ja!

W: Aber wenn darin solche Ungereimtheiten vorkommen wie „Ich erinnere mich an nichts" oder „Ich erinnere mich, wenn ich mich erinnern will", dann wirkst du nicht glaubwürdig.

R: Das Wort „erinnern" hat mir tatsächlich einen Schock versetzt. Zunächst wusste ich keine Antwort, dann blieb ich die Antwort schuldig, indem ich relativierte. Die Wahrheit ist, dass bei einem Alzheimer-Patienten im Augenblick zusammengefasst sind: Vergangenheit, Gegenwart und Zukunft. Es ist ein „harter Brocken" , den wir da „verdauen" müssen. Uns Alzheimerischen geht es so wie denen, die ihren Erdenleib verlassen haben: Sie kennen zunächst den Begriff „Zeit" nicht mehr. Alles ist eines. Vielleicht ist dies der Grund, weshalb ich so große Schwierigkeiten mit dem Wort „erinnern" hatte.

Schweigen

Ihr Irdischen zerpflückt immer alles, sperrt es in Kategorien ein.

Sonntag, den 28. Mai 2006

W: Lieber Rolf, eigentlich bin ich zu müde, um mit dir zu sprechen, aber du drückst meinen Fuß so stark, als wolltest du mir etwas sagen.

R: Ich befinde mich auf dem Weg nach drüben. Die Kluft zwischen dir und mir wird immer größer. Wir beide führten – wenn keine Schicksalsschläge uns marterten – ein Leben voller Poesie. Nun liege ich da, klammere mich an deinen Fuß und denke an das Ende. Da liege ich dann im Sarg, und du wirst dich gar nicht trauen, mich anzufassen. Aber ich weiß, mein Liebling, dass du dir dessen sicher bist, dass mein unzerstörbares Ich über die Schwelle gegangen ist und auf dich wartet. Jetzt möchte ich das Bild von mir im Sarg aus meinem Inneren tilgen und dir sagen: Wir bleiben zusammen!

W: Wann und wo?

R: Im nachtodlichen Bereich.

W: Was möchtest du mir noch als „Betthupferl" sagen?

R: Bleib gesund!

Montag, 29. Mai 2006

R: Du solltest mich in einem rosaroten Auto durch die Stadt fahren!

W: Aber das geht doch nicht. Ohne Fahrstuhl bekomme ich dich doch nicht raus!

R: Das war ja nur symbolisch gemeint. Das rosarote Auto bedeutet: Schenk ihm, deinem alten „Alzi", Lebensfreude. Die überträgt sich dann auf unsere Umgebung, und dann sehe ich ein bisschen rosaroter.

W: Woher bekomme ich in meiner Traurigkeit diese Lebensfreude?

R: Freue dich, dass die Sonne scheint, dass dein Enkel die Prüfung bestanden hat, dass ich neben dir liege und deinen Fuß streichle!

Es altern nur die Griesgrämigen! – Wieder eine Binsenweisheit!

W: Welche Gefühle bewegen dich im Augenblick?

R: Keine dramatischen. Ich halte deinen Fuß, fühle mich dem Diesseits noch verbunden und warte auf den Abgang ins ewige Reich. Du hilfst mir sehr, dass diese Verabschiedung von der Erde nicht zu abrupt ist, indem du mir schon mehrere Abende lang aus dem Buch *Vom Leben, Leiden und Sterben* von meinem Lieblingsautor Otto Julius Hartmann vorliest. So gewöhne ich mich an das Hinübergleiten.

W: Gleite bitte nicht so schnell, wir wollen doch noch den Angehörigen der Alzheimer-Patienten helfen.

R: Ja, das will ich von ganzem Herzen. Auch das ist ein Grund, weshalb ich noch lebe.

Donnerstag, 1. Juni 2006

W: Lieber Rolf, bekümmert dich etwas?

R: Ich bin so traurig, dass wir nicht damit weiterkommen, wie man Alzheimer-Kranken helfen soll.

W: Sag mir's! Fasse alles zusammen.

R: Wir Alzheimerischen sind nicht dumm. Wir erfühlen, was um uns herum gesagt und sogar gedacht wird. Die meisten, die uns pflegen, empfinden wir als oberflächlich, weil sie mit der Seele, mit dem Herzen nicht dabei sind. Ich rede nicht vom Pflegepersonal in Altenheimen; diese armen Menschen sind überarbeitet und werden schlecht bezahlt. Ich rede von Angehörigen, die sich in Selbstmitleid ergehen. Würden sie mehr an uns und weniger an sich denken, wären wir glücklicher und würden ihnen nicht so viele Scherereien bereiten, weil glücklichere Menschen ein wenig langsamer dahinsiechen. Natürlich wünschen sich manche Angehörige, wir „Alzis" wären schneller tot, doch lässt dieser Wunsch sie selbst schneller erkranken ...

Pause

... weil es ein unguter Wunsch ist.

Schweigen

Wir haben uns unsere Todesstunde selbst ausgesucht. Wir sind für unseren Tod selbst verantwortlich. Es sollte dem Menschen vergönnt sein, in Ruhe seinem Exitus entgegenzugehen. Wenn die Angehörigen, überanstrengt und gestresst, den Tod des Kranken herbeisehnen, ballt sich im Kranken- und späteren Sterbezimmer eine Atmosphäre zusammen, die nach teuflischem Schwefel stinkt.

W: Deine Hand, die meinen Fuß kräftig drückt, lässt mich erkennen, dass du zufrieden bist, weil ich mich trotz meiner Müdigkeit aufgerafft habe, mit dir zu sprechen. Als du in der Küche im Rollstuhl gesessen hast, haben dich zwei deiner Sekretärinnen besucht und deine Wange gestreichelt. Warst du gerührt darüber?

R: Ja, aber ich schämte mich meiner Hilflosigkeit.

W: Möchtest du heute noch weiter mit mir sprechen?

R: Ich würde mich gern weiter mit dir unterhalten, aber ich weiß, dass du morgen viel zu tun hast. Deshalb sage ich dir jetzt gute Nacht und vielen Dank!

Freitag, 2. Juni 2006

W: Möchtest du heute mit mir sprechen?

R: Nein!

W: Warum nicht?

R: Ich bin abgrundtief traurig.

W: Wie kann ich dich trösten?

R: Indem du dich in mich hineinversetzt.

W: Aber das kann ich doch gar nicht! Hilf mir!

R: Stell dir vor, du bist ein armer Krüppel, nur auf andere angewiesen. Du liegst und träumst vor dich hin, du hast nichts mehr, an dem du dich festhalten kannst, dein Kopf ist Nirwana, du schwebst im Nirwana und hast nur einen Menschen, der deinen Kopf an seine Brust zieht und dich schützt. Ich danke dir, mein Engel, meine Beschützerin – ohne dich wäre ich verloren. Mein Wohlbefinden hängt von dir ab. Wenn deine Liebe nicht so groß und beständig wäre, und du mir nicht immer ins Gedächtnis rufen würdest, wie schön unsere gemeinsame Zeit war, wäre ich schon längst erstarrt und tot! Meine geistige Kraft hängt von deiner geistigen Kraft ab. Wenn du fähig bist, mich durch die Strahlen deiner Liebe zu stärken, habe ich mehr Kraft und die Erinnerungen kommen zurück.

W: Ich habe das Gefühl, du möchtest das Gespräch beenden.

R: Ja, ich bin erschöpft.

Dienstag, 6. Juni 2006

W: Du hast neulich gesagt, wir wären für unsere Todesstunde selbst verantwortlich, ja, wir hätten sie uns sogar selbst ausgesucht. Kannst du mir das erklären?

R: Unsere Todesstunde enthält den erhabensten Augenblick, den wir im irdischen Leben je erleben werden. Auf diesen Augenblick arbeiten wir hin, während unseres ganzen Lebens arbeiten wir darauf hin, d. h. ungefähr vom einundzwanzigsten Lebensjahr an. Wir richten unser Leben so ein, dass wir unseren Übergang in die andere Welt genießen können, wenn der Tod naht ...

Pause

... nicht so genießen, wie man eine Schweinshaxe genießt, sondern in geistigem Sinn, zum Beispiel genießt man es, wenn man eine gute Idee gehabt, ein Kunstwerk vollendet oder eine gute Tat vollbracht hat.

W: Ist also Egoismus im Spiel?

R: Nein! Das Wesen Mensch strebt nach dem Wahren, Guten, Schönen, und wenn man die richtige Herzensbildung erhalten hat, schafft man es auch, seinen Tod schon im Leben zu gestalten.

W: Aber was geschieht mit denen, die wegen äußerer Umstände keine Möglichkeit hatten, sich zu bilden, sich weiterzuentwickeln?

R: Das ist mein Kummer, ich leide darunter. Das ist die Crux unserer Zeit: Arme und Reiche, alle verdummt. Nur ein kleines Fähnlein der Aufrechten versucht unsere verseuchte Welt zu retten. Hiroshima, Tschernobyl ... die Liste könnte unendlich lang fortgesetzt werden.

W: Willst du mir noch etwas sagen?

R: Nein, ich bin zu traurig.

Montag, 12. Juni 2006

W: Es war heute ein sehr heißer Tag, hat dich die Hitze gequält oder belastet?

R: Nein, nicht so sehr, aber mich betrübt, dass du so viel arbeiten musst und ich hier herumliege.

W: Du hast heute ein so gequältes Gesicht gemacht.

R: Wenn ihr mich zu warm einpackt, belastet die Hitze mich natürlich.

W: Dir missfällt auch, wenn wir mit hohler Hand deinen Rücken abklopfen, damit du keine Lungenentzündung bekommst.

R: Das geht mir durch Mark und Bein, meine zart gewordene Haut verträgt das nicht gut, aber ich weiß, es muss sein.

W: Ich bin heute sehr müde, deshalb stelle ich dir nur praktische Fragen. Worauf hättest du in den nächsten Tagen besonders Appetit?

R: Auf Rosenkohl.

W: Magst du auch Fleisch?

R: Nein, erstens: die armen getöteten Tiere, und zweitens: Fleisch zieht den Menschen auf die Erde herab, verhindert Durchgeistigung.

W: Gute Nacht, lieber Rolf.

R: Gute Nacht!

Dienstag, 13. Juni 2006

W: Lieber Rolf, heute möchte ich dich wieder etwas fragen, was meinen Pflegealltag betrifft. Möchtest du mit mir sprechen?

R: Ja, sehr gern, ich freue mich.

W: Ich beschalle dich von morgens bis abends mit Musik, weil ich – wie ich dir schon einmal sagte – gelesen habe, dass Musik Alzheimer-Patienten gut tut. Ist das richtig?

R: Ein paar Pausen könntest du mir schon gönnen und vor allen Dingen, wechselt ab und zu die CD, damit ich nicht den ganzen Tag das Gleiche höre.

W: Aber manchmal ist die Musik so schön, dass ich sie auch meinetwegen wiederhole.

R: Wenn etwas dir Freude macht, dann bin ich auch dabei.

W: Wie ist deine Gemütslage?

R: Ich bin so froh, dass du die Abende und Nächte herbeisehnst, an denen du mit mir sprichst. Ich liebe dich doch und genieße die letzten, hoffentlich noch nicht allerletzten Tage mit dir.

W: Stört es dich, dass ich mit aller Gewalt versuche, dich bei mir zu behalten?

R: Nein, es macht mich selig. Du gibst mir dadurch Kraft und lässt mich ein ganz klein wenig vergessen, was für eine krüppelhafte Kreatur ich heute bin: die Beine wie zwei Stöcke, ohne Muskeln. Am Brustkorb zeichnen sich die Rippen ab. Allein mein Kopf, mein Gesicht hat seine Würde in etwa behalten. Ich glaube, mein Ich ist fähig zu schweben und von oben auf mich herabzusehen. Mein irdischer Körper missfällt mir. Umso schöner ist es, dass du in Liebe und Treue an mir festhältst.

W: Möchtest du mir noch etwas zur guten Nacht sagen?

R: Verzweifle nicht, alles nimmt ein gutes Ende, ich meine das „Alles" mit dir und mir.

W: Aber wie?

Schweigen

R: Ich bin unsagbar froh, dass du dich auf mich konzentrierst, auf mich eingehst. Es muss ein gutes Ende werden. Ich werde dich nicht verlieren, sondern dich in meinem nachtodlichen Leben beschützen. Du sollst es gut haben.

Mittwoch, 14. Juni 2006

W: Lieber Rolf, es ist schon halb ein Uhr nachts. Willst du trotzdem mit mir sprechen?

R: Ja!

W: Willst du mir etwas sagen oder soll ich dich fragen?

R: Frage mich!

W: Tut es dir weh oder erleichtert es dich, wenn du so schreckliche Hustenanfälle hast?

R: Es ängstigt mich, ich meine zu ersticken, aber Schmerzen habe ich dabei nicht. Es ist gut, dass ihr mir die „Bronchipret"-Tropfen gebt.

W: Liegst du lieber im Bett oder bevorzugst du das Sitzen im Rollstuhl?

R: Im Bett komme ich mir vor, als sei ich schon gestorben. Ich sitze lieber im Rollstuhl. Nur wenn es so heiß ist wie heute, liege ich lieber, doch nicht den ganzen Tag.

W: Ich bin jetzt sehr müde. Möchtest du mir noch etwas Wichtiges sagen oder sollten wir unser Gespräch beenden?

R: Ich befinde mich im letzten Stadium der Alzheimer-Krankheit und liege neben dir, als wäre ich im Koma. Trotzdem habe ich sehr viele wache Momente. Wie ein Freudenblitz schlägt es in mich ein (das ist zwar ein ungewöhnlicher Ausdruck, aber ein anderer passt nicht), wenn du zu mir kommst, ich deinen Fuß streicheln darf und fühlen kann, dass deine Seele sich der meinen entgegenneigt.

Pause

Verlange nicht jeden Abend die Welt verbessernde Ratschläge von mir. Denk mehr an mich als an die Welt. Ich brauche dich! Ich bin kein Egoist, auch ich möchte den Menschen helfen, aber das kann ich nur, wenn du mich durch dein Mitgefühl, deine Liebe am Leben erhältst.

Sonntag, 9. Juli 2006

W: Lieber Rolf, dein Leben war in Gefahr, aber nun bist du wieder aus dem Krankenhaus entlassen worden. Gott sei Dank, du hattest keinen Darmverschluss! Ich bin glücklich, dass du wieder neben mir liegst. Möchtest du dich mir mitteilen?

R: Mein Körper wurde sehr gequält. Eigentlich bin ich zu schwach, um mit dir zu sprechen, aber ich möchte nicht, dass das Band zwischen dir und mir abreißt. Ich verlerne so viel, ich habe das Sprechen, das Gehen, das Stehen verlernt. Ich habe Angst, dich zu verlieren, weil du abends meist zu müde bist, mit mir Kontakt aufzunehmen. Auf die Gefahr hin, dass ich mich wiederhole: Du sollst wissen, alle Alzheimerischen wünschen, dass man sich mit der Seele tief in sie hineinversetzt. Nur so kann die Verbindung zustande kommen. Verlasst uns nicht, seid mit dem Herzen, mit der Seele bei uns! Kinder haben keine Vorurteile, Kinder lieben spontan, freuen sich spontan. Liebt uns spontan, freut euch spontan über uns, auch wenn es eurer Ansicht nach nicht viel zum Freuen gibt. Freut euch, dass ihr uns noch helfen dürft. Wir sind euch sehr dankbar, wenn ihr euch aufraffen könnt, euch wirklich darüber zu freuen.

In meinem Zustand stecke ich nicht mehr eingemauert in meinem Körper wie ihr, sondern bin über meine Umgebung hinaus schon ein wenig mit dem Weltall verbunden. Und in meiner Umgebung – ich wiederhole mich schon wieder, aber es muss sein – spüre ich eure guten, bösen, unwilligen, ungeduldigen Gedanken. Je mehr ihr mich liebt, desto weniger quält mich meine Krankheit. Ich bitte euch, seid eine gute Medizin für mich, auch wenn ich es vielleicht nicht verdient habe!

Samstag, 15. Juli 2006

R: Ich höre durch das offene Fenster die Musik des Volksfestes und denke an vergangene Zeiten. Natürlich kann ich an alledem nicht mehr teilhaben, aber ich bin nicht traurig darüber. Wenn ich an die Tausenden von Alzheimer-Patienten denke, so glaube ich, dass ich es von diesen Tausenden am besten getroffen habe: Du gehst mit deiner Seele auf mich ein, du verhilfst mir zu körperlicher Berührung mit dir, du besprichst alles mit mir, du studierst die Beipackzettel der vom Arzt verordneten Medikamente, liest medizinische Bücher, um noch verträglichere Medikamente zu finden, du lässt mich nicht einfach liegen, sondern setzt mich nachmittags in den Rollstuhl. Du sorgst dafür, dass ich massiert werde und gymnastische Übungen mit mir gemacht werden, dass mein Rücken mit hohler Hand abgeklopft wird, damit ich keine Lungenentzündung bekomme. Um einen Dekubitus zu vermeiden, reibst du mich mit Ringelblumensalbe ein. Aus Maria Trebens Buch[7] wählst du natürliche Mittel aus, wie zum Beispiel oxalis acetosella (Sauerklee), was in Verbindung mit Schafgarbenblütentee gegen Morbus Parkinson hilft.

Und bei alledem musst du noch im Beruf „deinen Mann" stehen. Du hörst nicht auf, mich als die Persönlichkeit ernst zu nehmen, die ich war und ... irgendwie andersgeartet noch bin. Du wirfst meine Persönlichkeit nicht in den Schutt des Vergessens.

Sonntag, 16. Juli 2006

W: Lieber Rolf, möchtest du mit mir sprechen?

R: Ja! Dass Israel den Libanon bombardiert und Libanon Israel mit Raketen beschießt, lässt mich verzweifeln. Es wird keinen Frieden in der Welt geben, bevor nicht die Menschen erkennen, dass Gott sich ihnen auf verschiedene Weise offenbaren kann. Und doch ist es immer nur der eine, der einzige Gott.

W: Du kannst doch nicht mehr fernsehen. Woher weißt du denn, dass Israel Libanon zerbombt und Libanon Raketen auf Israel schießt?

R: Ich habe, wie ich dir schon mehrmals sagte, ein erweitertes Bewusstsein. Oft wird propagiert, man solle Kreuzworträtsel lösen oder auf andere mechanische Weise sein Gedächtnis, sein Gehirn trainieren. Das ist falsch! Mechanisches Denken, mechanisches Lernen hilft den Menschen nicht, sich zu vervollkommnen, sich dem Göttlichen, den Sternenwelten zu nähern. Nur richtige Neugier hilft, das Gehirn beweglich zu erhalten. Goethe sagt, man sollte danach streben, zu erfahren, was die Welt im Innersten zusammen hält. Nur richtige Neugier lässt deinen Geist und deinen Charakter wachsen. Du musst die Welt verstehen wollen; ob dein Geldbeutel prall gefüllt ist oder nicht, interessiert die überirdischen Mächte wenig, höchstens, wenn du Not linderst aus deinem prallen Geldbeutel heraus.

W: Du sagtest „Neugier". Ist Neugier denn etwas so Positives, dass sie ein Gutschein ist für die Möglichkeit der Vervollkommnung deines Ichs, ein Gutschein für „Ich-Kosmetik"?

R: Jetzt sage ich dir etwas Lustiges. Der Neugier verdanken

wir wahrscheinlich den Ursprung unseres Seins, unserer Erde, unseres Universums. Wäre Gott nicht neugierig gewesen, hätte er nicht ausprobiert, was er alles erschaffen kann, gäbe es uns gar nicht. Wäre er doch nur mit sich selbst zufrieden, in sich selbst ruhend, ohne jede Spur von Neugier auf seinem Thron sitzen geblieben, ihm wäre manches erspart worden!

Pause

Er hätte aber auch die Freude nicht kennen gelernt, die beim Schöpfungsprozess im Schaffenden entsteht. Die Freude am Schaffen ist das Urprinzip. Ich glaube, dass ein Samen, der platzt, um Pflanze zu werden, sich auch freut, sozusagen „vor Freude platzt". Natürlich ist es eine viel sanftere Freude, als wenn wir Menschen uns über eine Eingebung freuen, die wir dann verwirklichen.

W: Verwirklichen wir nur Eingebungen? Wenn das so wäre, müssten wir ja Komplexe haben, dass wir selbst gar nicht der Schöpfer des Geschaffenen sind.

R: Gott und Mensch sind eins, so wie Vater und Sohn eine gewisse Einheit bilden. Der Vater „stupft" dich, gibt dir eine Anregung und der Sohn reagiert.

W: Willst du heute noch weiter sprechen?

R: Unterhalte dich in den nächsten Tagen weiter mit mir. Ich bin noch nicht tot.

Dienstag, 17. Juli 2006

R: Mein Zustand nähert sich dem Ende – ich sehe Gott und die gewaltigen Helfer Gottes.

W: Aber bisher hat noch niemand Gott gesehen. Wie sieht er aus?

R: Er sieht nicht wie ein Mensch aus, zumindest sehe ich ihn nicht so. Es ist eine zusammengeballte Kraft, die anzieht und ausstrahlt. Sie strahlt große Liebe aus. Niemand sollte Angst vor dem Tode haben, Gott wird den Hinübergegangenen empfangen. Jeder Sterbende darf sich „in seine Arme", in sein Licht flüchten.

W: Was sagt Gott zu den sich gegenseitig Mordenden in der Welt?

R: Er weint. Viele Menschen sind unwürdig, einen freien Willen zu haben.

W: Kann Gott nichts tun gegen das Böse in der Welt?

Schweigen

R: Ich liebe dich.

W: Aber es wird doch für die potentiellen Leser dieses Gesprächs langweilig, dass du immer sagst „Ich liebe dich ".

R: Die potentiellen Leser sollten sich freuen, wenn sie jemanden finden, der sie so liebt wie du mich!

Ich bin nach diesem Gespräch mit dir ruhig und habe im Augenblick keine Todesangst. – Du könntest jetzt einwenden, ich hätte den Todes-Augenblick als den schönsten im menschlichen Leben bezeichnet und plötzlich hätte ich doch Angst. Antwort: Ich liege gemütlich in meinem Bett neben dir, halte deinen Fuß; alles ist sehr heimelig, ich habe keine Schmerzen. Weshalb sollte ich mich von dannen schleichen? Angehörige von Alzheimer-Patienten, habt die Kraft eure Lieben bei euch zu behalten!

Freitag, 21. Juli 2006

R: Ich muss die ganze Zeit an die Verwundeten und Toten in Israel und im Libanon denken.

W: Du betrachtest das alles sicher von höherer Warte aus.

Schweigen

R: Aber ich kann auch nichts ändern, die Katastrophe nimmt ihren Lauf. Wenn alle Menschen, die guten Willens sind, sich erheben würden gegen die Menschen, die fanatisch ihren Standpunkt verteidigen, ohne sich in die anderen hineinzuversetzen, wenn alle diese Menschen in der ganzen Welt aufbegehren würden gegen die Engstirnigen, Bösen, Beschränkten, würde die Welt „in Ordnung" kommen. Aber das ist eine Utopie. Leider haben die meisten Menschen letztendlich doch nur ihr eigenes Wohlergehen im Blick und ahnen nicht, dass in der höheren Welt der Egoismus Verachtung erfährt, und nur das Streben nach Gemeinschaft und gegenseitigem Verstehen von Bedeutung ist.

W: Würden die Menschen besser werden, wenn alle Kinder dieser Welt eine bessere Bildung erhalten würden?

R: Nein, viele Schurken in Politik und anderen hohen Ämtern haben eine höhere Bildung genossen. Jedem Menschen sollte bewusst gemacht werden, dass das letzte Hemd keine Taschen hat. Wieder eine Binsenweisheit! Ich glaube, unsere Gespräche enthalten eine Konzentration aus Binsenweisheiten! In Basel habe ich bei dem berühmten Philosophen Karl Jaspers studiert. Ich glaube, ich war einer seiner Lieblingsschüler, er lud mich auch zu sich nach Hause ein. Gerade beginne ich mich zu fragen: Würde sich Karl Jaspers meiner Binsenweisheiten schämen?

Schweigen

Gott hat jedem Menschen die Religion gegeben, die zu ihm passt, die er begreifen kann, aber es ist immer derselbe Gott, der dies getan hat. Menschen, hört auf, bekehren zu wollen!

Montag, 24. Juli 2006

W: Möchtest du vielleicht etwas über deine Eltern und deine Familie erzählen?

R: Ja! Die Vorfahren meines Vaters waren Bauern auf der kargen Schwäbischen Alb. Ein Vorfahre meiner Mutter war ein bekannter Reformator namens Conrad Dieterich, dessen Statue sich auf einem Podest an einer Säule des Ulmer Münsters befindet. Mein Großvater mütterlicherseits war Pfarrer vom Ulmer Münster. Er starb sehr früh an Krebs. Meine Mutter war als Mädchen mit einem jungen Mann verlobt, der im Ersten Weltkrieg vor Verdun gefallen ist. Wenn ich an meine Mutter denke, wie sie so jung ihren Liebsten verlor, schmerzt mir das Herz. Seit ich krank bin, ist meine Erlebnisfähigkeit so stark, dass ich fast keine Kraft habe, die divergierenden Stimmungen auszuhalten. Ich befinde mich ständig in einem Wechselbad der Gefühle.

Mittwoch, 26. Juli 2006

R: Als die *Hochzeit des Figaro* von den Salzburger Festspielen live übertragen wurde, hast du den Fernseher im Nebenzimmer so laut geschaltet, dass ich zusammen mit dir an diesem Kunstgenuss teilnehmen durfte. Das hat mich sehr froh gemacht. Ich danke dir dafür.

Donnerstag, 27. Juli 2006

W: Deine verstorbene Mutter hat mir einmal erzählt, dass sie mit ihrem Verlobten und seinem Freund ins Ulmer Münster ging, um für die beiden Kriegsfreiwilligen je eine Kerze anzuzünden. Drei junge Menschen standen vor dem Altar. Lichtstrahlen drangen durch die farbigen Fenster und verwandelten den Boden des Chors in einen flimmernden Zauberteppich. Plötzlich erlosch die Kerze, die deine Mutter für ihren Verlobten angezündet hatte. Eine böse Ahnung beschlich das Herz des jungen Mädchens.

Dein Vater heiratete dann später die Verlobte seines gefallenen Freundes, weil er sich verantwortlich für sie fühlte. Wie du schon oft betont hast, kannst du als Alzheimer-Kranker viel tiefer in das menschliche Schicksal hineintauchen als wir, die wir noch zu sehr dem Äußerlichen verhaftet sind. Hast du das Gefühl, die Ehe deiner Eltern sei eine „Fehlkonstruktion" gewesen? War es vielleicht falsch, dass dein Vater aus lauter Pflichtgefühl, aus Mitleid die Verlobte seines gefallenen Freundes geheiratet hat?

R: Lass mich diese Frage morgen beantworten! Bitte ... Ich muss darüber nachdenken.

Freitag, 28. Juli 2006

W: Gestern habe ich dich gefragt, ob du die Ehe deiner Eltern gleichsam als Fehlkonstruktion empfunden hast und noch empfindest.

R: Ich möchte kein Urteil über die Ehe meiner Eltern fällen. Ein „Irdischer" würde sagen: „Sie passten nicht zusammen", ein Engel oder ein „Alzi" denken: Diese beiden Menschen brauchten den Konflikt, sie mussten sich aneinander reiben, um ihre „Ichs" zu polieren. Ja, das Leben muss uns glatt und schön schleifen, deshalb sollte niemand über Unbill klagen.

Pause

„Unbill" , wieder ein Wort, das aus dem Sprachgebrauch und dem Wörterbuch verschwinden wird. Ich wüsste gar nicht, durch welchen „neudeutschen" Ausdruck wir dieses Wort ersetzen könnten.

Dienstag, 1. August 2006

W: Lieber Rolf, du hast morgen Geburtstag. Du wirst 77 Jahre alt. Was wünschst du dir von mir?

R: Ich wünsche mir, dass du in aller Stille ohne Hast und ohne fremde Hilfe meine Beerdigung vorbereitest.

W: Ja, mein Liebling, das will ich tun. Willst du eingeäschert werden?

R: Ich weiß es nicht. Ich glaube, es ist mir gleichgültig, was mit meinem toten Leib, meinem abgelegten Kleid, geschieht.

Pause

Mach alles wie du es für richtig befindest. Ich liege gerade so gemütlich neben dir und möchte nicht daran denken, dass so viele, die mir lieb und teuer waren, mich auf meinem letzten Weg nicht mehr begleiten werden. Eine kleine Hoffnung bleibt mir allerdings: Vielleicht schweben sie über meinem Grab. Meine liebe, liebe Wally, verschließe nicht die Augen vor meinem Sterben. Ich möchte nicht, dass du in eine Stresssituation gerätst, wenn ich gestorben bin.

W: Lebst du noch gern?

R: Ja, weil du bei mir bist. Ich genieße die Atmosphäre in diesem Zimmer.

Freitag, 4. August 2006

W: Dein Pfarrer, Herr Dr. S. schickte dir eine wunderschöne Karte zum Geburtstag aus seinem Urlaub in der Bretagne. Er schreibt:

„Lieber Herr B.!

Ihr Geburtstag naht – und, wie meist, damit das Ende unseres Urlaubs.

Zum 77. möchte ich Ihnen, auch im Namen meiner Frau, von Herzen Gutes wünschen. Möge Ihre Leidenszeit bald durchgestanden sein und der Schmetterling sich der Larve entringen! Meine Gedanken sind oft bei Ihnen und Ihrer Frau. Ich habe das Gefühl, dass vieles in Ihrer beider Beziehung durch diese schwere Zeit zu einer gewissen Reife gekommen ist …"

Rolf, was sagst du dazu?

R: Eigentlich möchte ich noch nicht sterben.

Pause

Ich habe mein Leben lang so schwer gearbeitet und so viel Verantwortung getragen. Jetzt liege ich gemütlich neben dir im Bett und ruhe mich aus. Ich glaube, ich habe dieses Ausruhen verdient. Ich fühle mich wohl, denke über Gott und die Welt nach – etwas spielerischer als die Anthroposophen zu denken pflegen –, ich genieße einfach, dass du, meine Wally, mich liebst und pflegst und in mir keinen Krüppel siehst. Sehr froh bin ich, dass die Anrede auf der Postkarte mir gilt.

Samstag, 5. August 2006

W: Lieber Rolf, deine Hand um meinen Fuß herum ist ganz schlaff geworden. Bist du jetzt so krank, dass du nicht mehr mit mir sprechen willst?

Schweigen ... Keine Antwort.

Wirst du von nun ab nur noch schweigen? Tags schläfst und schweigst du ja sowieso die ganze Zeit und deine Augen sind fast immer geschlossen. Wirst du jetzt auch nachts schweigsam bleiben? Es war für mich eine große Freude, einen Dialog mit dir führen zu dürfen.

Schweigen

Ich bin verzweifelt! Die nächtlichen Gespräche gaben mir die Kraft, den Pflegealltag und den Arbeitsalltag durchzustehen. Kannst oder willst du nicht mehr mit mir sprechen?

R: Ich fürchte, ich kann bald nicht mehr.

W: Warum?

R: Ich bin am Ende. Am Ende eines langen Weges.

Pause

So lange es mir noch möglich ist, möchte ich noch aus meinem Leben erzählen: Mein Vater war nach der Nazi-Zeit Schulleiter, Direktor eines Gymnasiums, ein hervorragender und sehr beliebter Lehrer. Meine Mutter war künstlerisch begabt, hat wunderschöne Gedichte geschrieben und auch gemalt. Als ich klein war, habe ich mit den anderen Kindern zusammen am liebsten Zirkus gespielt. Die Vorstellungen fanden auf der Straße statt, und ich war der Zirkusdirektor. Dem Krieg entkam ich, weil ich mir ein Bein gebrochen hatte. Mein bester Freund wurde kurz vor Kriegsende in der Nähe von Ulm erschossen.

Montag, 7. August 2006

W: Lieber Rolf, ich habe das Gefühl, dass du dich immer mehr von mir entfernst. Ist das so?

R: Nein, ich werde nur immer schwächer, ich meine körperlich, und ich muss mich immer mehr anstrengen, alle Fäden zusammenzuhalten, Körper, Geist und Seele zusammenzuhalten.

W: Was fühlst du jetzt?

R: Ich fühle mich einerseits über die irdischen Niedrigkeiten erhaben, aber andererseits empfinde ich mich als schwach, weil ich nicht helfen kann. Ich denke, dass manche Menschen, die unser Gespräch, unseren Dialog lesen, gar nicht begreifen, wie sehr die jenseitige Welt in die unsere hereinwirkt. Die werden unsere Gespräche als unsinnig empfinden.

Donnerstag, 10. August 2006

W: Willst du mit mir sprechen?

R: Ja! – Ich freue mich, dass die Z.s mir zum Geburtstag geschrieben haben. Bande wie solche halten mich am Leben. Das ist wirkliche Treue.

W: Willst du dich weiter unterhalten?

R: Nein!

Pause

Du bist ein Engel. Ich fühle mich so „heil" bei dir. Würden doch alle Angehörigen von Alzheimer-Patienten erkennen, dass wir eure Nähe brauchen, eure körperliche Wärme! Da blühen wir auf!

W: Was für übersinnliche Erfahrungen hast du in letzter Zeit gemacht?

R: Meine an Selbstmord verstorbene Tochter befindet sich in Not. Man muss für sie beten.

Pause

Gott ist entsetzt darüber, was jetzt in der Welt geschieht. Der Terror regiert. Alles dreht sich im Kreise – Liebe und Hass. Betet alle, dass die Liebe siegt. Ich wäre traurig, wenn ihr meinen Appell als sinnlos empfinden würdet. Ich flehe euch an: Betet für die Liebe. Gedankenkraft vermag alles zu verändern.

Freitag, 11. August 2006

W: Mein Liebling, willst du mit mir sprechen?

R: Ja!

W: Quält dich das dauernde Liegen und Schweigen, das Sitzen im Rollstuhl?

R: Ihr pflegt mich so gut, dass ich ungestört meinen Gedanken und Träumen nachgehen kann und mich ausgeruht fühle, eins mit dir, Gott und der Welt.

W: Willst du mir noch etwas sagen?

R: Das Schicksal ist unerbittlich, behaupten viele Philosophen. Aber ich sage „das Schicksal" gibt es nicht. Du selbst bist dein Schicksal. Was du fühlst, was du denkst, was du tust, ist dein Schicksal. Und am Ende kommt das heraus, was du gemacht hast, was du selbst geschaffen hast. Jeder ist seines Glückes Schmied. Du und ich, wir haben uns immer gefragt, warum mich dieses „Schicksal" ereilt hat.

W: Warum?

R: Ich war in manchen Dingen zu schlampig, habe gewisse göttliche Regeln nicht eingehalten. Ich war Ich-besessen. Natürlich sind die meisten Menschen Ich-besessen – es geht ihnen nur ums Ich. Sonderbarerweise war ich zwar Ich-besessen, wollte aber trotzdem anderen Menschen helfen. Ich frage mich: Ist die Ich-Besessenheit ein Dilemma der heutigen Menschheit? Musste ich mein Ich verlieren, um es als Alzheimer-Kranker in unseren Gesprächen wiederzufinden?

Samstag, 12. August 2006

W: Lieber Rolf, willst du mir etwas sagen?

R: Ja, du hast mir eine Passage aus dem Brief an einen General von Antoine de Saint-Exupéry vorgelesen.[8] Lies sie mir nochmals vor!

W: Gern, das Buch liegt neben mir!

„Es gibt nur ein Problem, ein einziges in der Welt: Wie kann man den Menschen einen geistigen Sinn, eine geistige Unruhe wiedergeben; etwas auf sie herabrieseln lassen, was einem Gregorianischen Gesang gleicht!

Man kann nicht mehr leben von Eisschränken, von Politik, von Bilanzen und Kreuzworträtseln. Man kann es nicht mehr. Man kann nicht mehr leben ohne Poesie, ohne Farbe, ohne Liebe. Wenn man bloß ein Dorflied aus dem 15. Jahrhundert hört, ermisst man den ganzen Abstieg.

Es gilt, wieder zu entdecken, dass es ein Leben des Geistes gibt, das noch höher steht als das Leben der Vernunft, und das allein den Menschen zu befriedigen vermag ... Man muss unbedingt zu den Menschen sprechen."

R: Diese Worte rühren mein Herz.

Pause

Das Geistige ist in jedem Stein, in jeder Blume, in jedem Tautropfen, weil Gott in allem ist. Wieder eine Binsenweisheit! Leider ist die so genannte zivilisierte Menschheit in eine Subkultur herabgesunken, die Kommerz anstrebt statt Herz.

Ich weiß, meine liebe Wally, du bist sehr darauf erpicht, Anweisungen von mir zu erhalten, wie man Alzheimerkranke pflegen sollte. Einen vorzüglichen Ratschlag gab neulich der Sohn meines Arztes: Man darf den Kranken nicht nur Brei vorsetzen, nur weil man Angst hat, sie könnten sich verschlucken. Mein Darm „vergaß" zu funktionieren, weil ihr mir nur Brei und Suppe verabreicht habt. Wäre es so weitergegangen, ein Darmverschluss wäre die Folge gewesen.

W: Möchtest du nicht mir zuliebe noch einen kleinen gedanklichen Höhenflug machen?

R: Morgen fliegen wir in die Antarktis – das ist natürlich Unsinn. Morgen ist morgen. Wer weiß, was da geschieht.

Pause

Ich weiß, du möchtest den potentiellen Lesern „Weisheiten" mitteilen, die entweder helfen, Alzheimerkranke zu pflegen, oder zeigen, dass sich mein Leiden hier neben dir im Bett gelohnt hat, weil ich euch Erfahrungen aus anderen, oft höheren Sphären mitteilen kann.

Nachdenkliches Schweigen

Eigentlich könnte alles in einem Satz zusammengefasst werden: Seid wahrhaftig zu euren Mitmenschen und zu euren „Alzis", zu euren Verstorbenen und zu euch selbst.

Sonntag, 13. August 2006

W: Du warst gestern so kurz angebunden, ich habe gar nicht begriffen, was Du mir über das Zitat sagen wolltest, das ich dir vorgelesen habe.

R: Wir „Alzis" begreifen immer mehr, dass es wichtiger ist, seine Seele, sein Ich zu entwickeln und zu Höhenflügen des Geistes zu führen, als dem schnöden Mammon verfallen zu sein. Zwar brauchst du Geld zum Leben, aber es darf nicht dein Lebenszweck sein. Wahre Freude erfährst du, wenn du etwas ausgetüftelt hast, wenn du etwas aus dir heraus geschaffen hast. Du warst der Schöpfer, du ganz allein. Es muss nicht etwas Großartiges gewesen sein – vielleicht hast du eine Vase von einem Tisch-Ende an das andere geschoben, wo die Blumen viel schöner aussehen und du freust dich darüber.

Freude ist wirklich das Allerwichtigste im Leben. Mag sein, dass ich das schon gesagt habe, aber es ist so wichtig, dass ich es nochmals betone. Freu dich, statt dich zu ärgern. Man kann allem etwas Vergnügliches abgewinnen. Schimpft dich dein Chef und zieht ein ärgerliches Gesicht, dann denke nur voller Schadenfreude: Ha, sein Gesicht wird immer faltiger, wenn er so mies denkt. Was ich gerade gesagt habe, ist nicht meine Art zu sprechen, meine Art zu formulieren oder zu denken, aber mir fielen gerade arme, unbedarfte junge Menschen ein, die an einen egoistischen, egozentrischen Chef geraten sind.

Schweigen

Ich weiß nicht, ich möchte so hilfreich sein, vielen Menschen Ratschläge geben, wie sie das Leben bewältigen können, aber es ist ein weites Feld. Wo soll ich anfangen? Es ist jetzt halb zwölf Uhr nachts und ich kann euch nur sagen: Bleibt euch selbst treu. Glaubt an euch. Manche Psychologen warnen: Erkennt eure Grenzen! Ich sage: Versucht eure Grenzen zu sprengen! Das Himmelstor ist nicht verschlossen. Geht mit offenen Augen durch die Welt. Guckt die Wolken an, welche Formen, welche Farben! Seht eine Mücke fliegen – welche Anmut!

Montag, 14. August 2006

W: Lieber Rolf, es ist schon spät. Hab ich die Zeit verpasst? Wolltest du mit mir sprechen?

R: Ja, aber ich weiß nicht, wie ich anfangen soll. Auf die Gefahr hin, dass ich mich wiederhole: Ich möchte den Menschen sagen, dass ich mich als Alzheimer-Patient trotzdem als einen ganz normalen Menschen ansehe. Ich kann zwar nicht sprechen, aber du merkst ja daran, wie ich deinen Fuß streichle, dass ich im Geiste noch kraftvoll bin und äußerst sensibel.

W: Ja, das merke ich. Willst du weiter mit mir sprechen?

R: Ja!

W: Worüber?

R: Darüber, dass man nicht alles zu ernst nehmen darf im Leben. Man sollte sich viele Ereignisse aus seiner Kindheit vergegenwärtigen, zum Beispiel wie man sich gefreut hat. Ja, die ungetrübte Freude aus der Kindheit, die müsste man sich zurückholen! Juchuuuu!

Freitag, 25. August 2006

W: Lieber Rolf, willst du mit mir sprechen?

R: Ja, frage mich etwas Bestimmtes!

W: Wenn du den ganzen Tag die Augen geschlossen hältst, siehst du da noch etwas?

R: Ich sehe mein Leben an mir vorüberziehen, ich sehe auch

dich, wie du mir hilfst und mich versorgst. Ich sehe das Göttliche über uns, das uns behütet, ich sehe auch meinen Anfang und mein Ende ... und meinen Neuanfang nach meinem Tode. Nach meinem Tode wird mein Leben in Bildern an mir vorüberziehen, und ich erkenne in vollkommener Klarheit, was ich falsch und was ich richtig gemacht habe. Der Mensch will eigentlich nie etwas falsch machen, es sind die Lebensumstände, die das Richtige vereiteln.

Gute Nacht, meine Kräfte verlassen mich. Ich freue mich, dass ich deinen Fuß wieder in meiner Hand halten kann. Gestern hattest du ihn verstaucht und musstest ihn bandagiert hochlegen.

W: Wenn du ein so großer Geist wie Goethe wärst, was würdest du dann über die heutige Welt, die heutige Menschheit sagen?

R: Gott liebt, er ist der Gott aller Menschen, der Christen, der Taliban, der Muslime ... die gebildete Welt sollte für Aufklärung sorgen.

W: Möchtest du mir noch etwas sagen?

R: Ich bin sehr glücklich, dass du bei mir bist.

W: Worüber hast du heute noch nachgedacht?

R: Elle, die dir bei der Pflege zur Seite steht, ist unglücklich. Ich muss ihr helfen.

W: Warum ist sie unglücklich?

R: Sie fühlt sich nirgends zu Hause, weder in ihrer Heimat noch hier. Das zehrt an ihren Nerven. Sie ist ohne Zukunft, sie weiß zwar, dass es ihr hier gut geht, aber sie glaubt, ihre Wurzeln zu verlieren. Sage ihr, dass sie ihre Wurzeln nicht verliert. Dies hier ist eine heilige Erde, wir wohnen unterhalb des Klosters. Auf einem heiligen Boden kann man seine Wurzeln nicht verlieren. Das Kloster und die Kapelle mit der wohltätigen Muttergottes strahlen eine ungeheure Kraft aus.

W: Um wieder auf dich zurückzukommen, welches Fazit ziehst du heute aus deinem Leben?

R: Ich wollte mich in meinem Leben vervollkommnen, aber ich habe keine Vollkommenheit erreicht. Natürlich erreicht kein Mensch die Vollkommenheit, aber wünschen darf man sie sich doch!

Pause

Jeder Mensch möchte geliebt und geachtet werden und wenigstens fast vollkommen sein, aber in unserer materialistisch gewordenen Gesellschaft drückt man das Individuum mit dem dicken Daumen des Chefs in die Tiefe, z. B. weil man eine Gehaltserhöhung vermeiden will. Statt den Menschen zu neuen Leistungen anzuspornen, untergräbt man sein Selbstbewusstsein. C'est la vie heutzutage. Niemand erspürt den göttlichen Geist des Fortschritts.

Sonntag, 27. August 2006

W: Du hast gestern gesagt: „Niemand erspürt den göttlichen Geist des Fortschritts". Das ist eine sonderbare Formulierung. Was hast du damit gemeint?

R: Niemand versucht auch nur annähernd herauszufinden,

was Gott mit uns vorhat und wie er uns helfen will. Wie die Ameisen hasten wir unserer Arbeit nach – keine Zeit für Meditation, keine Zeit zur Ruhe zu kommen, um darüber nachzudenken, wie du deinen Geist, deinen Charakter „ordnen" könntest, wie du mit den göttlichen Weltgedanken in Einklang kommst.

W: Ist das alles nicht zu hoch gegriffen, zu idealistisch gedacht?

R: Manchen Menschen ist das Übersinnliche scheißegal.

W: Sagtest du eben „scheißegal?" Dieses Wort möchte ich eigentlich in unserem gemeinsamen Buch nicht drinnen haben.

R: Lass es stehen. Ich sage euch, wenn ihr das Übersinnliche im Leben nicht entdeckt, seid ihr arme, seelisch und geistig verkrüppelte Kreaturen. Ich bin zwar in meinem jetzigen Zustand scheinbar verkrüppelt, aber ich sehe die geistige, die göttliche Welt, weil ich mich früher immer damit beschäftigt habe. Ich habe mich stets gefragt ...

W: Was hast du dich gefragt?

Nachdenkliches Schweigen

R: Ich habe mich heute zu sehr angestrengt, aber es war auch sehr schön für mich, mich wieder ausdrücken zu dürfen.

W: Möchtest du mir noch ein Abschiedswörtchen zur guten Nacht sagen?

R: Schlaf gut, liebe mich!

W: Hast du im Augenblick Schmerzen?

R: Nein!

W: Der Dekubitus, die offene Stelle, tut sie weh?

R: Nicht sonderlich. Du tröstest mich über alles hinweg.

W: Du blickst mich heute Nacht mit so großen, offenen Augen an, als ob du mir noch etwas sagen möchtest.

R: Etwas Allgemeines, was deine Art mich zu pflegen jetzt nicht mehr betrifft: Ein Alzheimer-Kranker fällt manchmal in ein so tiefes Loch der Verzweiflung, dass er nicht gemaßregelt werden darf. Man muss ihm helfen, ihn lieben und unterstützen. Man darf ihm seinen Stolz und seine Persönlichkeit nicht rauben.

Dienstag, 29. August 2006

W: Lieber Rolf, ich kann nicht so gut formulieren wie du; was möchtest du heute Abend tun, einfach mit mir sprechen, gar nicht mit mir sprechen oder mir helfen, mein Vorwort zu unseren Gesprächen zu gestalten?

R: Ich helfe dir gern, den Vorspann zu gestalten, aber erwarte nicht zu viel von mir, ich möchte eigentlich, dass du das alleine schaffst. Du wirst in Zukunft vieles ganz alleine schaffen müssen, eigentlich habe ich dich ja schon allein gelassen! Auf die Gefahr hin, dass ich mich wiederhole: Ich bin stolz auf dich, dass du dich so bewährst und meine Lebensarbeit, mein Lebenswerk fortführst! Natürlich danke ich auch meinen treuen Mitarbeitern.

Mittwoch, 30. August 2006

W: Möchtest du mir etwas sagen?

R: Frage mich! Ich komme allein im Augenblick auf nichts. Meine Energien sind verbraucht.

W: Was hast du heute seelisch erlebt?

R: Zunächst eine innere Leere, die sich dann in höchste Aktivität hineingesteigert hat.

W: Und was hast du da gesehen, erkannt?

R: Ich habe gesehen, dass die Welt mit ihrem Materialismus und ihren parteilichen Streitigkeiten sich ins Abseits manövriert, d. h., die Menschheit richtet sich selbst zugrunde, und daran ist nichts zu ändern, denn die wenigsten Menschen sind guten Willens.

W: Hast du heute Beschwerden gehabt?

R: Nein, aber ihr solltet mich öfter massieren.

Freitag, 1. September 2006

W: Lieber Rolf, du hast ein bezauberndes Enkelkind mit blonden Locken und großen blauen Augen. Weißt du, realisierst du das?

Nachdenkliches Schweigen

W: Ich habe dich gefragt, ob du dich über deine bezaubernde Enkelin freuen kannst?

R: Sie ist für mich ein Himmelsgeschenk. Sie strahlt so viel Zuversicht aus!

Samstag, 2. September 2006

W: Hast du dich gefreut, dass ich heute fast die ganze Zeit bei dir war?

R: Ja, aber ich habe mich nicht gefreut, dass du dich so schwach gefühlt hast und deshalb im Bett geblieben bist.

W: Willst du mir etwas Besonderes sagen?

R: Ich bin glücklich, dass du Bücher des von mir sehr geschätzten Schriftstellers Wladimir Lindenberg liest. Er zeigt uns, dass Herzen, die für das Übersinnliche offen sind, fühlen können, was die Pflanzen und Blumen empfinden, was die Tiere denken. Den Menschen ruft er zu: Nehmt euch selbst nicht so wichtig, aber seid auch nicht euer eigener Feind. Habt euch selbst auch lieb, verurteilt euch nicht, dann seid ihr auch fähig, andere Menschen lieb zu haben. Hasst nie, der Hass fällt auf euch selbst zurück.

W: Ist es dir angenehm, wenn ich die ganze Zeit bei dir liege und deine Hand halte, oder darf ich auch etwas anderes machen?

R: Liebling, ich bin vernünftig, du musst deinen täglichen Pflichten nachgehen.

W: Hast du eine übersinnliche Erfahrung gemacht in den letzten Tagen?

R: Nein – symbolisch gesehen sinke ich immer tiefer ins Grab. Du hast es gespürt und bist deshalb den ganzen Tag bei mir im Bett und anschließend neben meinem Rollstuhl geblieben. Gib mir Hoffnung, heitere mich auf...

Schweigen

Ich bin so zerschlagen ... Es geht nur aufwärts in den Himmel.

Freue dich mit mir darüber!

Dienstag, 5. September 2006

R: Gott liebt die Aufrechten, Ehrlichen. Wieder eine Binsenweisheit!

W: Und was haben sie davon?

R: Eine gute Zukunft im Universum. So simpel es klingen mag: Dreck erzeugt Dreck, edle Gesinnung bringt die Welt zum Leuchten. Entschuldige, dass ich so esoterisch spreche, aber es ist wirklich so: Wenn dein Herz liebevoll, mitleidig, verständig ist, strahlt es aus ins Universum und reinigt die Atmosphäre. Jeder Mensch ist verantwortlich für die Schönheit, die Harmonie in der Welt. Jeder.

Mittwoch, 6. September 2006

W: Lieber Rolf, möchtest du mit mir sprechen?

R: Nein, ich bin durch die Bronchitis und die Blasenentzündung sehr geschwächt und biete alle Kraft auf, deinen Fuß sanft zu streicheln.

W: Wo du mich so lieb streichelst, könntest du mir da nicht in ein paar Worten etwas über die Liebe zwischen Mann und Frau erzählen?

R: Die Liebe zwischen Mann und Frau wurde im Paradies geboren und paradiesisch sollte sie auch sein. Frag mich morgen weiter!

Noch vor der Bronchitis war die Hand meines Mannes ganz schlaff geworden. Ich hoffe, dass mein lieber Rolf sich jetzt auf dem Wege der Besserung befindet, denn er liebkost meinen Fuß energisch und fantasievoll.

W: Mir fällt gerade noch etwas ein. Würdest du dich wohler fühlen, wenn ich dir nachts die „Dritten" herausnähme?

R: Eigentlich ja, aber wenn du mich dadurch hässlich findest ... lieber nein.

W: Es ist etwas Schöpferisches, wie du meinen Fuß streichelst. Halb ein Uhr nachts schon, aber ich wage nicht, mich dir zu entziehen. Ich spüre deine geistige Kraft, dein Wiedergeborensein nach der Krankheit. Ich spüre, du kannst heute nicht genug bekommen von mir, pardon ... von meinem Fuß.

Donnerstag, 7. September 2006

R: Über die Liebe gibt es keine Zweifel. Entweder man liebt oder man liebt nicht.

W: Das begreife ich nicht. Was meinst du damit?

R: Jeder Mensch wird mehrmals wiedergeboren, um die Möglichkeit zu haben, vollkommener, gottähnlicher zu werden. In jeder Inkarnation, d. h. jedes Mal, wenn er wiedergeboren wird, sucht er sich seinen Partner aus. Dieser ist ihm schon in früheren Zeiten nahe gewesen, sei es als Mutter, Vater, Schwester ... ich könnte die Reihe beliebig fortsetzen. Menschen, die nur oberflächlich im Leben „ihren

Dienst" tun, nur auf Geld, Prestige oder Schönheit aus sind, interessieren sich natürlich nicht für die andere Welt und werden das, was ich soeben gesagt habe, als Hirngespinste abtun. Aber ich bin mir sicher: Liebe zwischen Partnern entwickelt sich innerhalb von Jahrhunderten, Jahrtausenden. Goethe schrieb einmal „... und du warst in alten Zeiten meine Schwester oder meine Frau ..." – ich weiß allerdings im Augenblick nicht, ob ich ihn wörtlich zitiert habe. Ich bin mir dessen bewusst, dass meine Ausführungen den gesunden Menschenverstand übersteigen. Aber ... ist denn der „gesunde Menschenverstand" überhaupt gesund?

Nachdenkliches Schweigen

... Oder bringt er sich aus Faulheit oder mangelnder Neugier um die strahlende göttliche Pracht des Daseins, weil er dafür blind ist? Pommes, Ketchup, Saufen, Fernsehen – ist das das wahre Leben?

W: Nein, Liebling. Ich danke dir für das Gespräch. Gute Nacht.

Freitag, 8. September 2006

W: Ich habe dir gerade aus Wladimir Lindenbergs letztem Buch vorgelesen. Jetzt drückst du meinen Fuß so stark, willst du mir dazu etwas sagen?

R: Ich will jetzt über nichts mehr nachdenken. Ich klammere mich an deinen Fuß wie ein Ertrinkender an einen Ast!

Samstag, den 9. September 2006

W: Lieber Rolf, willst du mit mir sprechen?

R: Nein.

W: Warum nicht?

R: Ich bin zu erschöpft.

W: Kann ich dir helfen?

R: Sei oft in meiner Nähe und bete für mich. Musstest du auf den Flohmarkt gehen, um Tand zu kaufen? Unser großes Haus ist voller Tand! Ich fühlte mich allein gelassen.

W: Aber du weißt doch, dass ich so gerne auf dem Flohmarkt herumspaziere! Jetzt streichelst du meinen Fuß stärker. Ist dein Geist wacher geworden, willst du mir doch noch etwas sagen?

R: Nein, denn Weltverbesserer haben keine Chancen mehr! Eigennutz regiert die Welt. Die meisten Menschen sind nicht hilfsbereit. Die Armen sterben früher und die Reichen werden fett.

Schweigen

Ich war zwar auch mal fett, aber ich habe immer den Armen geholfen.

Mittwoch, 13. September 2006

R: Ich bin so geschwächt durch die Blasenentzündung und das Antibiotikum, dass ich dir nur sagen möchte: Du bist ein Prachtweib – du hast heute eine hervorragende Rede gehalten, und es rührt mich, dass du dich jetzt auch noch um mich kümmerst, der ich durch die Entzündungsherde nicht bei Sinnen bin und im Gespräch völlig uninteressant.

W: Kannst du mir noch eine „kleine Weisheit“ als Gute-Nacht-Bonbon schenken? – Du sagst nichts?

R: Kein besonders schmackhaftes. Das Nichts regiert die Welt, die Geistlosigkeit, die Seelenlosigkeit. Deshalb rate ich euch: Schult eure Aufmerksamkeit, euer Bewusstsein. Lernt auch, euch wieder zu konzentrieren. Versucht zum Beispiel, jeden Abend vor dem Einschlafen euch euren Tagesablauf rückwärts gerichtet bildhaft vorzustellen. Das gelingt besser, wenn ihr euch schon am Tage immer wieder für einige Momente rückbesinnt.

W: Ich habe das schon oft versucht, aber es ist nicht so leicht, wie es sich anhört. Und außerdem, was hat es für einen Sinn, sich abends so zu mühen?

R: Du wirst aufmerksamer, lebenstüchtiger. Du kannst dich selbst besser kontrollieren und verstehen.

W: Hast du in deinem Leben so etwas schon gemacht, das heißt, hast du jeden Abend versucht, dir deinen Tagesablauf minutiös vorzustellen?

R: Nein, ich war immer ein Gehetzter, ein Workaholic. Ich hatte zwar das schöne Ziel vor Augen, jungen Menschen zu helfen, aber ich konnte nicht delegieren, wollte alles selbst machen – und daran bin ich gescheitert.

W: Um auf deine Krankheit zurückzukommen, gibt es noch andere Gründe als die, die du im Laufe unserer Gespräche angegeben hast ... Warum bist du krank geworden?

R: Ich habe meine Kräfte überschätzt. Es ist nicht so, wie wir es in den medizinischen Zeitschriften lesen können, dass nämlich geistig unbewegliche Menschen krank werden. Diese natürlich auch. Mich haben zerstört der Tod meiner Tochter Eva, die Sturheit und Unbeweglichkeit innerhalb des bürokratischen Apparats, der Neid der Missgünstigen ... das reicht.

W: Was gibt dir Hoffnung, was hält dich aufrecht?

R: Du!

Samstag, 16. September 2006

R: Ich freue mich, dass du heute Abwechslung gehabt hast und bei unserer Nachbarin zum achtzigsten Geburtstag warst. Ich finde, du vergräbst dich zu sehr ins Zuhause, hast nur telefonischen Kontakt zu deinen Freunden. Das gefällt mir nicht.

W: Aber ich will doch nicht von deiner Seite weichen!

R: Das gefällt mir natürlich, aber es ist sehr egoistisch von mir gedacht.

Sonntag, 17. September 2006

W: Lieber Rolf, willst du mit mir sprechen?

R: Ja.

W: Ich habe mein ganzes Leben lang Komplexe gehabt, dass ich unbegabt bin und meine hochgesteckten Ziele nicht erreiche. Gerade habe ich Angst, am kommenden Mittwoch den Vortrag nicht richtig halten zu können. Was sagst du dazu?

R: Würdest du mehr an die anderen Menschen denken und nicht so sehr an dich, wäre es dir gleichgültig, ob deine Rede wunderbar ist oder nicht ganz so wunderbar. Du willst doch den jungen Menschen etwas geben. Du willst Menschen, die zu sehr im Irdischen verwurzelt sind, helfen, durch Meditation und geistige Übungen ein höheres Niveau zu erreichen, das sie dann wiederum glücklicher macht. Pfeif auf die Perfektion, zeige deinen guten Willen, sei fröhlich und unverzagt! Ich werde dir bei deiner Rede im Saal vor etwa siebzig Menschen assistieren, obwohl ich als Krüppel oben in der Wohnung liege, denn unsere Seelen sind verbunden ... für immer.

Montag, 18. September 2006

W: Als du vor dem offenen Fenster im Rollstuhl gesessen hast – sahst du die Wiesen, Büsche und Bäume, die sanften Konturen der Landschaft?

Ich habe dir heute meine Rede zur Verabschiedung der Absolventen vorgelesen. Was hast du währenddessen gedacht, empfunden?

R: Was ich an Kämpfen gegen Bürokratie und unsinnige stupide Staatsgewalt, die auch in einer Demokratie vorhanden sind, durchgestanden, ausgestanden habe, das kann niemand nachempfinden, der es nicht selbst erlebt hat. Und es ist auch nicht nötig, dass du in deiner Rede viel darüber sprichst. Du verabschiedest junge Menschen, die sich freuen wollen, weil sie ihren Abschluss geschafft haben.

Dienstag, 19. September 2006

W: Lieber Rolf, willst du mit mir sprechen?

R: Du willst mich doch etwas fragen!

W: Ja. Weißt du etwa, was ich denke, bevor ich spreche, das heißt, bevor ich durch mediales Schreiben mit dir kommuniziere?

R: Ja.

W: Morgen muss ich doch zur Verabschiedung der Absolventen einen Vortrag halten. Am Schluss überreiche ich den fünf Besten jeweils ein Buch. Der allerbesten Absolventin schenke ich eine große Eule als Sinnbild von Vernunft und Weisheit. Ich weiß zwar, dass die Eule das heilige Tier der griechischen Göttin Athena ist, der Göttin der Weisheit, Künste und Wissenschaften, aber warum ist sie es? Bitte sag es mir, ich habe keine Zeit mehr, im Lexikon herumzublättern.

R: Athena hat sich die Eule sozusagen als Wappentier auserkoren, weil sie scharfe Augen hat und auch im Dunkeln sehen kann. Weise ist, wer im Dunkeln, im Zwielicht und scheinbaren Durcheinander des irdischen Daseins trotzdem den rechten Weg findet.

W: Ich danke dir für diese Antwort.

Mittwoch, 20. September 2006

R: Ich fand es lieb, dass Herr M. an meinem Bett war. Es ging eine gute Ausstrahlung von ihm aus. Du hast die Verabschiedung der ehemaligen Studierenden gut bewältigt, und ich fühle deine Fröhlichkeit, dass du das alles gemeistert hast.

Stille

Ich denke viel an unsere verstorbene Tochter Eva, ich werde ihr bald folgen.

W: Bitte, bitte noch nicht so bald.

R: Der Himmel öffnet sich für mich ... aus dem Dunkel der Nacht werde ich ins Licht treten.

W: Aber du hast doch gesagt, dass du es neben mir im Bett ganz gemütlich findest!

R: Meine Liebe zu dir hält mich hier fest, aber ich glaube, dass die Zeit reif ist für mich, die Erde zu verlassen.

W: Warum?

R: Meine Kreativität im Hinblick auf die Ausblicke oder Einblicke ins Jenseits erlischt allmählich. Meine übersinnlichen Kräfte schwinden dahin. Ich möchte kein lahm dahinschlummernder „Alzi" sein.

W: Aber das bist du doch nicht! Noch gestern hast du mir eine hervorragende Antwort auf das „Eulen/Athena"-Problem gegeben.

R: Bedenke, dass ich den ganzen Tag herumliege. Du hast keine Kraft, dich ständig durch mediales Schreiben mit mir zu unterhalten.

W: Kannst du dich nicht mit dir allein beschäftigen?

R: Wenn die göttlichen Inspirationen kommen, dann ja.

W: Was sind das für Inspirationen?

R: Ich sehe dann die ganze Erde und wie alles webt und lebt. Wie die Sternengeister die Gestirne bewegen, wie Gottes Atem durch die ganze Welt strömt ... Es tut mir leid, dass ich in meinem gesunden Zustand die Aufmerksamkeit für solche Dinge nicht aufgebracht habe. Meine Liebste, mir geht es heute sehr schlecht, wie du hörst, muss ich ständig husten. Bitte reibe meine Brust ein! Gute Nacht.

Freitag, 22. September 2006

W: Lieber Rolf, willst du mit mir sprechen?

R: Ja!

W: Worüber?

R: Über das Elend in der Welt.

W: Aber darüber haben wir doch schon so oft gesprochen! Sag mir lieber, wie man dir noch helfen kann.

R: Du kannst mir nicht mehr helfen. Ich sinke ins Grab.

W: Aber das Grab ist doch nicht das Ende.

R: Nein, Gottes strahlendes Licht erwartet mich. Aber damit du in mir den Philosophen, den Esoteriker, den Künstler siehst und erkennst, sage ich dir jetzt als jemand, der auch Theologie und Betriebswirtschaft studiert hat: Alles hat seinen Grund, die Ursache zeitigt ihre Wirkung.

Nachdenkliches Schweigen

Ich sagte schon, Gott funkt nicht hinein ins menschliche Leben. Du erntest, was du gesät hast.

Stille

W: Ist Jesus wirklich Gottes Sohn?

R: Er ist der beste aller Menschen. Das sollte dir für heute genügen.

W: Ich springe zwar von Thema zu Thema, weil ich Angst habe, dass du bald überhaupt nicht mehr mit mir sprechen kannst, aber sag mir bitte noch einmal, was man bei Alzheimer-Kranken besonders beachten muss.

R: Wenn sie Absonderlichkeiten zeigen, schon zu Beginn merken, dass da etwas nicht normal ist ... Sie nicht allein lassen, wenn sie weglaufen wollen! Sie nicht mit dem Auto fahren lassen! Versucht, möglichst alles aufzuschreiben, was sie sagen, damit man später ein Bild davon hat, was sie bewegt, was sie brauchen und wollen, was ihnen fehlt! Schon früh versuchen, ihnen Medikamente gegen die Krankheit zu verabreichen, die sie natürlich nicht schlucken wollen, weil sie sich nicht eingestehen möchten, dass sie krank sind. Sie nicht belehren wollen! Viele Umarmungen, viel Bestärkung! Sprich morgen weiter mit mir.

Samstag, 23. September 2006

W: Lieber Rolf, möchtest du mir etwas sagen?

R: Nein.

W: Warum nicht?

R: Ich will nicht mehr. Ich kann nicht mehr.

W: Vielleicht morgen?

R: Vielleicht.

Sonntag, 24. September 2006

W: Lieber Rolf, ich spüre deine Todessehnsucht und bin traurig darüber. Natürlich bin ich in dieser Hinsicht egoistisch, denn du leidest ja auch körperlich. Hast du Schmerzen?

R: Meine Seele weint, weil ich, der ich ein energischer, aktiver Mensch war, nun hier herumliegen muss, körperlich passiv, geistig nur noch „halblebendig ".

W: Vor kurzem sagtest du zu mir, als ich dich fragte, ob Jesus Gottes Sohn sei, er sei der beste aller Menschen. Ich dachte, du könntest viel mehr sehen als ein normaler Mensch, deshalb habe ich dir diese schwierige Frage gestellt.

R: Jesus ist Gottes Sohn, weil er der Beste aller Menschen ist. Wir alle sind Gottes Kinder, nur – viel, viel unvollkommener, wir sind viel „unartigere" Kinder.

W: Bist du heute ruhiger, nicht mehr so verzweifelt? Ich habe heute viele Stunden neben deinem Rollstuhl gesessen und deine Hand gehalten.

R: Ich bin ruhiger. Was Jesus Christus anbetrifft: Er ist nicht durch Gottes Gnade Gottes Sohn geworden, sondern durch sein eigenes Tun.

W: Dieser Gedanke erinnert mich an eine Überlegung des griechischen Philosophen Aristoteles. Er sagt in etwa Folgendes: „So wie ein Kithara-Spieler nur zum Kithara-Spieler wird, indem er spielt, wird der Mensch nur zum wahrhaft menschlichen Menschen, indem er sich tätig dem göttlichen Ziel entgegenbewegt."

R: Ja, Übung macht den Meister.

Nachdenkliches Schweigen ...

Glaube, Liebe, Hoffnung ... Glaub an dich, liebe deinen Nächsten und hoffe, dass du keine Angst hast, etwas in deinem Leben falsch zu machen.

W: Letzteres verstehe ich nicht.

R: Angst lähmt und macht dich schwach. Vor lauter Angst verringerst du dein Leistungsvermögen. Die Angst muss weg, das Gottvertrauen muss her!

W: Ich danke dir. Ich bin so froh, dass du nicht mehr so depressiv bist.

R: Du hast heute viele Stunden lang meine Hand gestreichelt, während du mir etwas vorgelesen hast. Das war schön!

Montag, 25. September 2006

W: Ich freue mich, dass deine Grabesstimmung ein wenig verflogen ist. Willst du heute ein Gespräch mit mir führen?

R: Ja. – Man soll sich selbst nicht so wichtig nehmen, sagte Wladimir Lindenberg. Recht hatte er. Ich habe mich heute nicht so wichtig genommen und deshalb mein Unglück ein wenig vergessen. Du tatest gut daran, Luisa zu bitten, meine Hand zu halten, als ich im Rollstuhl am Fenster saß, während du in der Stadt Besorgungen gemacht hast. Körperliche Berührung und Streicheleinheiten von guten Menschen beruhigen die Alzheimer-Kranken, lassen sie auf einer weißen Wolke des Glückes schweben und nicht auf einer dunklen Wolke des Leides ... Ich sagte dir schon, dass wir Alzheimer-Kranken ständig einem Wechselbad der Gefühle ausgesetzt sind. Wir sind abhängig von der göttlichen Gnade und der Gnädigkeit der Menschen in unserer Umgebung.

W: Du sagtest doch, jeder Mensch sei für sein Schicksal selbst verantwortlich, und nun sprichst du plötzlich von göttlicher Gnade!

R: Wenn ein Mensch völlig dem körperlichen oder seelischen Ruin preisgegeben ist und sich selbst nicht mehr helfen kann, wird göttliche Gnade ihn aufrichten, ihn erleuchten. Denk an das Gleichnis vom verlorenen Sohn.

W: Der war zwar „verloren", aber er hat doch kaum etwas dafür getan, nicht verloren zu sein, das heißt, sich zu vervollkommnen. Und wir beide sprechen doch immer davon, dass der Mensch versuchen sollte, edler, besser, weiser, gütiger zu werden!

R: Ich werde darüber nachdenken, heute bin ich überfragt.

Dienstag, 26. September 2006

R: Vielleicht ist der verlorene Sohn in die Welt hinausgegangen, um etwas zu suchen. Er hat etwas finden wollen, während sein Bruder stur und vielleicht stumpfsinnig zu Hause seinem Tagwerk nachging, auf der Stelle trat, weil er nicht neugierig war.

Nachdenkliches Schweigen ...

Man sollte nach den Sternen greifen!

W: Was sagst du mir zur guten Nacht?

R: Ich harre aus!

Donnerstag, 28. September 2006

W: In der Zeitschrift *Apotheken-Umschau* las ich den Satz: „Den Partner gibt es nicht mehr", damit sollte dem Leser klar gemacht werden, dass der Partner für den Alzheimer-Kranken nicht mehr existiert, weil er ihn nicht mehr erkennt.

R: Meine liebe Wally, ich bin mir dessen so stark bewusst, wie selbstlos du mich pflegst, und ich bin Alzheimer-Patient der Pflegestufe drei! Diese Psychologen, die „von Amts wegen" die Alzheimerkrankeit studieren, haben keine Ahnung davon, wie wir Alzheimerischen uns fühlen! Ihr Denken bewegt sich in rein materialistischen Bahnen – dabei kann ja nichts herauskommen! Wahrscheinlich weißt nur du allein, welchen Gefühlen wir ausgesetzt sind, wie wir euer Mitgefühl, eure Liebe herbeisehnen.

Blöde Puzzlespiele sollt ihr mit uns machen! Das zeigt uns nur, wie unbeholfen wir geworden sind, und treibt uns noch mehr in die Verzweiflung. Wären die Menschen mehr auf geistige Güter und aufs Jenseits ausgerichtet, wären sie sich dessen bewusst, dass man sich schulen kann, Übersinnliches zu erkennen, dann wüssten sie besser mit uns umzugehen. Wir sind nur scheinbar dement, blöde. Könnten die Angehörigen, die Alzheimer-Patienten betreuen, ihre Lieben so befragen, sie so unterhalten, wie du es tust, wüssten sie, dass wir „sprechen", fühlen, lachen, trauern, denken können. Es sind nicht gerade wenige, denen ich zurufen möchte: Ihr seid zu erdverhaftet, ihr glaubt nicht, dass wir mit euch kommunizieren können! Eure Herzen sind versteinert, deshalb habt ihr keinen Kontakt zu höheren Sphären!

W: Mein Liebling, ich habe im nächsten Monat niemanden,

der mir helfen könnte, dich zu pflegen. Meinst du, ich schaffe es wieder einmal alleine?

R: Nein, du wirst dadurch sehr geschwächt werden.

Freitag, 29. September 2006

R: Die Artikel über Morbus Alzheimer in den Zeitschriften sind aus materialistischer Sicht geschrieben und berücksichtigen den geistigen Aspekt nicht. Veröffentliche möglichst bald unsere „Gespräche", damit die Menschen erkennen, wozu wir Alzheimer-Patienten fähig sind. Ich hoffe, dass die pflegenden Angehörigen sich ein Beispiel an dir nehmen und ihre Kranken menschenwürdig behandeln. Wir sind hochsensible Persönlichkeiten und keine „Deppen"! Unsere Demenz bezieht sich nur auf Äußerlichkeiten des alltäglichen Lebens, nicht auf – jetzt habe ich den Faden verloren – ich sag's dir morgen.

Samstag, 30. September 2006

W: Volker Fintelmann schreibt in seinem Buch *Alterssprechstunde*[9], das übrigens sehr zu empfehlen ist, bei manchen Formen der Verwirrtheit sei das Seelisch-Geistige zu wenig im Leiblichen verankert, deshalb müsse der Begriff „Verrücktsein" ganz wörtlich genommen werden. Ist das bei dir der Fall?

R: Ich sagte dir doch bereits, dass ich zum Beispiel fast kein Zeitgefühl mehr habe. Mir geht es wie den Verstorbenen, den über die Schwelle Gegangenen: Es gibt das Nacheinander des Zeitlichen nicht mehr. Ich bin herausgehoben aus der Zeit und manchmal auch aus meinem Leib. Ab und zu scheint es mir, als ob ich schwebte, denn ich sehe meinen Körper unter mir im Bett liegen.

W: Die Tatsache, dass dein Seelisch-Geistiges zu wenig im Leiblichen verankert ist, was bewirkt sie noch?

R: Die Seele, das Ich, sie sind nicht im Leibe eingesperrt, sie können fliegen, ins Universum fliegen ...

W: Vielleicht habe ich deshalb auf meinem bisher letzten Bild, das ich von dir malte, den Hintergrund als Sternenhimmel gestaltet.

Schweigen

R: Ich weiß zum Beispiel manchmal nicht, ob das göttliche Licht zu mir kommt oder ich mich aus meinem Körper löse und dem Leuchten entgegenfliege. Das Licht hat übrigens die Farbe von Glühwürmchen in der Nacht.

W: Gestern hast du gesagt, deine Demenz beziehe sich nur auf Äußerlichkeiten des alltäglichen Lebens. Kannst du mir das näher erklären?

R: Ich verstehe nicht, warum ich dir das erklären muss. Aber um deinetwillen fasse ich unsere vielen Gespräche in einem Satz zusammen: Ich liege unbeholfen, steif, zu fast keiner eigenen Bewegung fähig, halbtot neben dir und bin doch im Geiste lebendig, wenn du mich durch deine Liebe zum Leben erweckst.

Du solltest unseren Lesern erklären, wie bei dir die Sache mit dem medialen Schreiben funktioniert.

W: Ganz einfach: Während ich mich wasche und für das Bett zurechtmache, hörst du noch etwas von Mozart, deinem Lieblingskomponisten. Sind wir beide durch die schöne Musik auf das „Gespräch" eingestimmt, lege ich mich quer in mein Bett, damit du meinen Fuß in deiner Hand halten kannst. Als Zeichen dafür, dass ich dir bald etwas vorlesen werde, lasse ich die Spieluhr „Guten Abend, gute Nacht" spielen. Danach lese ich dir etwas aus Büchern deiner Lieblingsschriftsteller vor, zum Beispiel von Otto Julius Hartmann, Wladimir Lindenberg oder Rudolf Steiner.

Weil eigentlich Weihnachten immer in unseren Herzen lebendig sein sollte und in Ermangelung einer anderen Spieldose, folgt nach dem Vorlesen das schöne Lied von der stillen und heiligen Nacht. Inzwischen habe ich die helle Leselampe gelöscht und den Stern über unserem Bett leuchten lassen. Nun ist es im Schlafzimmer heimelig und dämmrig, ich werde nicht mehr durch irgendwelche Gegenstände abgelenkt und beginne mit dem medialen Schreiben.

Am Anfang frage ich, ob der Kranke überhaupt ein Gespräch will zu diesem Zeitpunkt. Wenn er bejaht, mache ich mich innerlich leer, bin nur noch das Medium und schreibe automatisch.[10]

Sonntag, 1. Oktober 2006

W: Soviel ich weiß, sagen die Anthroposophen, man müsse seine Bewusstseins-Seele entwickeln, damit man in vollkommener Freiheit erkennt, was man im Leben zu tun hat. Früher wurden die Menschen durch atavistisches Hellsehen geleitet, schreibt der Begründer der Anthroposophie, Rudolf Steiner. Heute sind die Menschen dafür nicht mehr begabt und müssen selbst die Verantwortung für ihr Handeln und Denken tragen. Du hast erlebt, lieber Rolf, dass ich vieles voraussehe. Gehöre ich deshalb nicht in unsere Zeit?

R: Du bist ein kleiner, liebenswerter Tausendsassa, dessen Vorfahren aus mehreren Kulturen stammen – aus Estland, aus Russland, aus Deutschland, aus Spanien ... viele Kulturen wirbeln in dir durcheinander, deshalb bist du begabt für Besonderes.

W: Bin ich etwa ein anachronistischer Hellseher, den es heute nicht mehr geben dürfte, weil man heutzutage sein Leben nur bei vollem Ich-Bewusstsein gestalten sollte?

R: Du stammst auch aus dem Osten, aus Russland und dem Baltikum, da ist die Seele noch länger offen geblieben für das Übersinnliche und das Hellsehen.

Schweigen

Die Menschheit ist so instinktlos geworden, dass sie nur glaubt, was sie sieht.

W: Welche Grundauffassung hast du vom Leben?

R: Gott lebt und leidet.

W: Woran?

R: An seiner Schöpfung.

Montag, 2. Oktober 2006

W: Lieber Rolf, willst du heute noch mit mir sprechen?

R: Ja. Sprich bitte jeden Tag mit mir, und wenn es nur so ist, dass du mich fragst, wie es mir geht.

W: Wie geht es dir?

R: Ich möchte dir gern eine Antwort auf deine Frage geben, warum du, meine liebe Wally, übersinnliche Fähigkeiten hast. Du warst im Leben zwar immer sehr eitel und wolltest dich darstellen, aber wenn es darauf ankam, anderen Menschen zu helfen – und du machtest da keinen Unterschied zwischen Jung und Alt, Groß und Klein, Arm und Reich –, warst du immer für die anderen da, warst sozusagen fähig, dein Wesen aufzugeben, um in die anderen „hineinzukriechen", um sie zu verstehen. Dieser Charakterzug befähigt dich wahrscheinlich, von dir abzusehen, dich leer zu machen und ein Sprachrohr zu werden für Menschenseelen, die selbst nicht mehr sprechen können so wie ich, oder die unzähligen Verstorbenen, mit denen du Kontakt aufnimmst, um ihnen und ihren Hinterbliebenen zu helfen.

W: Eigentlich war ich heute zu müde und ein wenig zu faul, um mit dir zu sprechen. Als ich mich dann aber dazu aufgerafft habe, spürte ich, wie deine Hand, die vorher lasch meinen Fuß umfasst hatte, in Bewegung geriet. Ich habe daran gemerkt, dass unsere Gespräche Wirklichkeit sind und keine Hirngespinste. Schlaf gut. Du schläfst ja immer gut, im Gegensatz zu mir.

Dienstag, 3. Oktober 2006

R: Mir ist sehr wichtig, dass du Schwester Gaby, die jetzt bei uns wohnt, sagst, wie sehr ich mich freue, dass sie da ist. Sie ist ein wunderbarer Mensch, handfest und doch sensibel. Bereite ihr eine würdige Atmosphäre.[11]

W: Willst du mir noch etwas sagen?

R: Du hast morgen Geburtstag. Weine nicht darüber, dass ich nicht fähig bin, dir etwas zu schenken. Merkst du nicht, dass meine sonst so unbewegliche und krampfhaft geschlossene Hand deinen Fuß intensiv streichelt?

W: Ja, mein Liebling, ich merke es und bin ganz erstaunt darüber. Den ganzen Tag lang hast du dagelegen und dagesessen, als wärst du tot. Was willst du mir durch dein intensives Streicheln mitteilen?

R: Kauf dir morgen das Parfum, das ich dir früher immer geschenkt habe, und denk an mich, wenn du gut riechst.

W: Welches Parfum? Du hast mir viele Sorten geschenkt.

R: Arpège.

W: Willst du mir noch etwas sagen?

R: Ja. Sehr bald ist es Mitternacht, und dein Geburtstag beginnt. Gibst du mir noch einen Kuss auf den Mund?

W: Ja, denn ich liebe dich wie am ersten Tag, und es ist ein großes Geschenk für mich, dass du meinen Fuß so intensiv streichelst wie noch nie zuvor. – Noch etwas?

R: Du, mein Engel, gute Nacht!

W: Ich bin glücklich, beseligt! Ich spüre, dass du mich verstehst, dass deine Seele bei mir ist.

Mittwoch, 4. Oktober 2006

W: Willst du mit mir sprechen?

R: Ja.

Leider bin ich nach der langen Geburtstagsfeier und den vielen Telefongesprächen zu erschöpft. Die Worte meines Mannes erreichen mich nicht.

Zitat aus dem Geburtstagsbrief einer Freundin:

Augsburg, im Oktober 2006

Liebe Wally,

... ich denke an Deinen fünfzigsten Geburtstag, an dem Du und Rolf geheiratet habt. Mein Mann und ich waren die Trauzeugen ...

In früheren Jahren habe ich immer Dir zum Geburtstag und Euch zum Hochzeitstag gratuliert. Nun fällt mir auf, dass ich dies nicht mehr tat, seit ich weiß, dass Rolf nicht mehr ansprechbar ist. – Wie falsch gedacht!

Also: Diesmal wieder alles Liebe und Gute zu Deinem Geburtstag und zu Eurem Hochzeitstag.

Eure Gaby Hühn-Keller

(Ich schreibe meinen ganzen Namen, denn es gibt ja jetzt auch in Eurem Haus eine Gaby.)

Samstag, 7. Oktober 2006

W: Lieber Rolf, möchtest du mit mir sprechen?

R: Ich weiß nicht, was ich sagen soll.

W: Warum nicht?

R: So viele wertvolle Menschen besuchen mich. Ich möchte mit ihnen kommunizieren, ihnen danken ... aber ich kann es nur über dich!

W: Wem willst du danken, wem etwas mitteilen?

R: Meiner Schulkameradin mit dem Spitznamen „schwarze Marianne" möchte ich für ihre Treue danken. Sie vergisst nie meinen Geburtstag und erkundigt sich telefonisch nach mir. Ebenfalls danken möchte ich meinem Schulfreund Elmar und seiner Frau Hanne. Luisa, die mich hier gepflegt hat und heute Nacht abgereist ist, bin ich dankbar für ihre Tatkraft und Opferbereitschaft. Deiner Schwester Gretchen möchte ich für ihre spontane Zuneigung zu mir danken.

W: Wie geht es dir?

R: Ich bin sehr traurig, dass du mich in nächster Zeit alleine pflegen musst. Ich weiß, dass ich plus Rollstuhl zu schwer für dich bin und dir schon heute Abend das Kreuz arg wehtut.

Schweigen

W: Was ist für dich das Wichtigste im Leben?

R: Zuversicht!

W: Ich habe das Gefühl, dass du heute nicht ganz bei der Sache bist, deshalb die Frage: Hast du „Zuversicht" gesagt oder entstand das Wort in unseren beiden Seelen gleichzeitig?

R: Aus deiner Seele nicht so sehr, denn du hast von deiner Familie väterlicherseits eher eine depressive Grundstimmung geerbt.

W: Wie kannst du in deinem Zustand die Zuversicht als das Wichtigste im Leben ansehen?

R: Was bleibt mir anderes übrig?

W: Rolf, ich möchte dir von einem furchtbaren Traum erzählen: Ich ging durch unbekannte, menschenleere Straßen, fühlte mich einsam und verloren. Der Weg erschien mir unendlich lang. Schließlich erreichte ich eine Art Messehalle, in der hässliche und äußerst bunte Glasvasen feilgeboten wurden. Ich verließ die Halle und strebte einer altehrwürdigen Kathedrale zu. Warum fühlte ich mich so verloren?

R: Weil ich im Augenblick schon fast für dich verloren bin. Ich habe dich verloren, du hast mich verloren, wenn meine Hand deinen Fuß nicht mehr streichelt. Es beginnt das langsame Sterben, der Abschied von der Erde.

Montag, 9. Oktober 2006

W: Hast du während deines epileptischen Anfalls heute Morgen Angst gehabt oder hast du gar nichts davon gemerkt?

R: Ich spürte den Anfall nahen, deshalb habe ich auch die Nahrung verweigert. Während des Anfalls ist man wie ohnmächtig und weiß von nichts.

W: Was fühlst du jetzt?

R: Ich bin mir dessen bewusst, dass du vollkommen geschwächt bist, dein Rücken wehtut, dass du während des epileptischen Anfalls halbtot warst vor Angst und doch nachmittags noch die Kraft hattest, einen deiner Geburtstagssträuße zu malen. Du hast viel blaugrüne Hoffnung hineingezaubert, weil du dich gefreut hast, dass ich noch einmal davongekommen bin. Deine Freude wirkte ansteckend auf mich und deshalb bin ich trotz des epileptischen Anfalls und der schweren Bronchitis auf dem Wege der Besserung. Natürlich würde ein „normaler" Mensch jetzt einwenden, du hättest unten in deinem Atelier gemalt, während ich in einem ganz anderen Zimmer, in einem anderen Stockwerk im Bett lag. Woher sollte ich also wissen, dass du dich freust und deshalb ein farbenfrohes Bild malst.

W: Woher hast du das gewusst?

R: Liebling, habe ich dir nicht schon genug über uns Alzheimerische erzählt? Ich habe es eben gewusst!

Donnerstag, 12. Oktober 2006

W: Gefällt es dir besser, im Rollstuhl in der Wohnküche mit uns allen zusammen zu sein oder bleibst du lieber allein im Schlafzimmer im Bett?

R: Keine Frage. Alleine im Bett fühle ich mich jämmerlich!

W: Sagst du mir noch ein Motto für die Menschen, bevor wir uns gute Nacht wünschen?

R: Denkt an die Armen, die Benachteiligten, die im Leben keine Chancen hatten, glücklich zu werden! Gebt jeden Monat ein wenig her von eurem relativen Überfluss. Würde jeder Mensch, der nicht darbt, jeden Monat ein paar Cent oder Euro opfern, gäbe es weniger Menschen, die vor Hunger sterben. Vor Hunger sterben – stell dir das mal vor! Stell dir vor, du müsstest vor Hunger sterben!

Freitag, 13. Oktober 2006

W: Sag mir, welche Gedanken dich heute bewegen.

R: Das Grün, die Farbe der Hoffnung, sollte euch immer beleben! Mensch, gib die Hoffnung nicht auf – auch wenn du schwer krank sein solltest, sterbenskrank ... hoffe auf ein neues Leben in Gott, es kommt bestimmt. Ich alter „Alzi" weiß es. Erhelle dein Gemüt, arbeite an deiner Seele, werde niemals träge und stumpfsinnig. Entwickle dich auch im Alter weiter. Entschuldige deine Trägheit nicht mit diversen Zipperlein. Wer Augen hat, der lese ... Werdet nicht faul, ihr Alten. Ihr habt noch die Chance, geistig ganz lebendig zu werden, denn ihr habt nun viel Zeit, über die Welt und euer Leben nachzudenken.

Sonntag, 15. Oktober 2006

W: Du streichelst meinen Fuß so sanft und liebevoll. Willst du mit mir sprechen?

R: Ja.

W: Worüber?

R: Über etwas ganz Banales. Gestern hast du mir aus Angst vor einem möglichen Darmverschluss so viel Abführmittel verabreicht, dass es mir wirklich gereicht hat. Ich fühlte mich völlig geschwächt, und auch du hast mir leid getan, weil du mich so oft säubern musstest und dies bis zwei Uhr nachts.

Schweigen

Ich schäme mich, dass ich so schwach und krank bin!

W: Aber merkst du denn nicht, dass ich dich mit Freuden pflege?

R: Ich merke, dass dein Herz ohne Falsch ist und du mich tatsächlich mit Freuden pflegst. Ein Wunder bei so vielen Strapazen.

W: Wohin fliegen deine Gedanken heute?

R: Zu deinem Traum von gestern Nacht. Erzähle ihn mir!

W: Weißt du, was ich geträumt habe, ohne dass ich es dir erzählt habe?

R: Ja, aber nun erzähle ihn mir, damit unsere Leser ihn auch kennen lernen.

W: Wie du weißt, war ich einunddreißig Jahre lang an einem sehr guten Gymnasium Lehrerin.[12]

Im Traum wollte ich von dieser Schule, in der ich nur Gutes erfahren hatte, in eine andere überwechseln. Ich fuhr in eine Stadt am Meer, ging eine lange, einsame Straße entlang, die von wenigen Häusern gesäumt war. Ein junger, dunkelhaariger Lehrer kam mir entgegen und sagte, er wolle mich in die neue Schule bringen. Wir gingen weiter und immer weiter. Plötzlich bemerkte ich, dass der Mann nach Alkohol roch und dachte: Der bringt mich nie zur Schulleitung, weil er sich schämt, dass er getrunken hat. Während wir angeblich weiter der neuen Schule zustrebten, verlor ich einen Schuh. Unterwegs bewunderte ich einen weißen klassizistischen Tempel, der einen Hügel krönte. Der junge Lehrer an meiner Seite war plötzlich nicht mehr da. Ich kehrte unverrichteter Dinge in mein neu gemietetes Zimmer zurück und war entsetzt über die Unordnung, die dort herrschte. Was sagst du zu diesem Traum?

R: Du bist dir nicht sicher, ob das Leben, das du jetzt führst, für dich das richtige ist. Du opferst dich für mich auf, aber... vielleicht möchtest du ausbrechen. Das unordentliche Zimmer ist die „Unordnung" in deiner Seele. Deine Seele ist nicht in Ordnung.

W: Und der verlorene Schuh?

R: Denk an den Märchenprinzen in „Aschenbrödel". Beim Gedanken an den verlorenen Schuh hat man die Assoziation vom Märchenprinzen. Ich war dein Märchenprinz, aber nun bin ich krank. Du hast mich, der dir die schönsten „Schuhe" schenkte, verloren, das heißt, du hast den Menschen verloren, der auch zu deiner geistigen Weiterentwicklung beigetragen hat. Aber der verlorene Schuh hat auch noch eine andere Bedeutung: Du fühlst dich durch mich gehemmt, denn die Pflege nimmt zu viel Zeit in Anspruch. Du hast zum Beispiel kaum noch Muße zum Malen.

W: Nein, das stimmt nicht. Ich pflege dich mit großer Freude und Zuneigung, und das Schönste sind die nächtlichen Gespräche mit dir.

Dienstag, 24. Oktober 2006

W: Hast du übersinnliche Erlebnisse gehabt?

R: Ja. Ich taste mich langsam zu meinen Wurzeln zurück, zu den Anfängen meiner irdischen Existenz. Aber das ist kein Thema für dieses Buch.

Die Leute wollen lieber wissen, wie man mit Alzheimer-Patienten umzugehen hat, wie man sie pflegt, wie man technische Möglichkeiten ausschöpft. Zum Beispiel entlastet der Apparat, den du „Kran" nennst, dich doch wesentlich. Du kannst mich damit aus dem Bett heben, und Luisa hat sich sogar ausgedacht, wie man mich mit Hilfe dieses *easy lifter*s windeln kann: Man schiebt ein Kissen unter meine Kniekehlen, befestigt einen Riemen am Apparat und hebt meine Beine hoch.

W: Noch einen weisen Spruch zur guten Nacht?

R: Keinen weisen Spruch ... Ich wünsche dir eine gute Nacht! Gott behüte dich!

W: Denkst du, wenn du tags scheinbar schlafend daliegst oder im Rollstuhl sitzt, über ein besonderes Problem nach?

R: Die Forderung nach Gewinnmaximierung ist ein Fluch für die Menschheit: Die Reichen essen „Bio", die Armen Pestizide. Nun schweige ich!

W: Möchtest du mir noch etwas zum morgigen Todestag unserer Freundin Bettina sagen?

R: Ich feiere mit euch Bettinas Todestag, denn der Todestag ist ein Geburtstag: Man tritt ein in die höheren Welten. Ich rede jetzt nicht weiter, denn die Pracht und die Herrlichkeit werdet ihr selbst einmal erleben!

Donnerstag, 2. November 2006

R: Du tust mir so leid, dass du dich heute beim Zahnarzt so quälen musstest!

Wieder eine Binsenweisheit und ein Ratschlag für die Angehörigen, die Alzheimerkranke aufopfernd pflegen: Vergesst euch selbst nicht über der Pflege. Schau, du hast dein kostspieliges Implantat verloren, weil du vor lauter Arbeit auf deine Schmerzen im Kiefer nicht geachtet hast und dann war alles zu spät. Die Zyste war da und das Implantat musste weg!

Freitag, 3. November 2006

R: Ich habe, als ich noch nicht von der Alzheimerkrankheit befallen war, vieles in meinem Kopf bewegt. Ich dachte über die verschiedenen Richtungen in Philosophie und Religion nach, interessierte mich für betriebswirtschaftliche Probleme, für Pädagogik. Natürlich empfinde ich diese Themenkreise auch heute noch als wichtig für die Entwicklung der Menschheit, aber ich erkenne auch, dass den Menschen ein großer Überblick meist fehlt. Woher sollten sie ihn auch haben. Sie schweben ja nicht über den Dingen wie so viele Verstorbene oder auch ich.

W: Was kannst du den Menschen raten?

R: Ihr werdet nicht zu einem Überblick gelangen, es sei denn, ihr hättet euch viele Jahre lang geistig geschult. Aber das haben die meisten Menschen nicht getan.

Schweigen

Seid nicht verzweifelt, wenn ihr Fehler macht. Viele Fehler werden euch verziehen. Im Leben „drüben" ist alles viel einfacher, viel unkomplizierter. Was ich jetzt sage, habe ich schon oft gesagt und ich sage es immer aufs Neue: Nur die Liebe zählt, die Liebe zu den Menschen, den Tieren, den Pflanzen, den Wissenschaften, die Liebe zur Kunst und zu Gott und seinen Hierarchien.

W: Rolf, du beginnst vor dich hin zu schnarchen. Hast du überhaupt mit mir gesprochen?

R: Ich weiß es nicht mehr, ich glaube ja.

Samstag, 11. November 2006

W: Willst du mit mir sprechen?

R: Ja.

W: Worüber?

R: Über die Wiederholungen in unseren Gesprächen. Die Wiederholungen betonen ein wichtiges Thema – wie in den Bachschen Fugen wird ein Thema variiert. Streicht die Wiederholungen nicht, sie gehören in die Melodie unseres Gesprächs.

Montag, 13. November 2006

R: Ich will heute über seelischen Schmerz sprechen. Perlen entstehen dadurch, dass die Muschel leidet. Edles im Gemüt des Menschen entsteht nicht aus lauter freudevollen Erlebnissen. Der Mensch reift an schmerzhaften Erfahrungen.

W: Hätte der liebe Gott für uns nicht einen bequemeren Weg ausdenken können? Ich zum Beispiel habe lange, sehr lange gebraucht, deine Krankheit zu akzeptieren. Mehrere Tränenkrüglein habe ich voll geweint. Und noch heute überfällt mich manchmal tiefe Traurigkeit, zum Beispiel, wenn ich gegen Abend unseren stillen Park durchquere und daran denken muss, dass du niemals wieder diesen schönen Ort betreten wirst. Auf der Bahre oder im Sarg ... anders gelangst du nicht nach unten, denn wir haben keinen Fahrstuhl.

R: Dass wir Kummer erleiden müssen, hängt mit der Selbstverantwortung des Menschen zusammen. Wieder eine Binsenweisheit. Warum führe ich so viele Binsenweisheiten an?

Schweigen ...

Wahrscheinlich, weil sie bei euch ein wenig in Vergessenheit geraten sind und ich sie euch deshalb immer wieder vor Augen führen muss.

W: Hast du dich heute allein gefühlt?

R: Nein, du hast mir ab und zu einen Kuss auf die Wange gegeben und mich gestreichelt.

W: Hast du in letzter Zeit übersinnliche Erlebnisse gehabt?

R: Ich sehe manchmal die Engelwesen, die um uns herum weben. Jeder Mensch hat einen Schutzengel. Wer ihn nicht spürt oder ihn gänzlich missachtet, der macht es dem Schutzengel sehr schwer, ihn zu beschützen.

W: Weißt du vielleicht, was mein Schutzengel mir sagen möchte?

R: „Zage nicht, du bist ein großer Geist, doch aus Angst vor dem Nichtkönnen verlierst du deine Talente. Sei in dieser Hinsicht starrköpfig: Verfolge deinen Weg. Du bist kein Fähnlein im Wind. Was die Malerei anbetrifft, bleibe deinem Stil treu, dem Stil, der deinem Herzen entspringt."

Schweigen

Liebe Wally, es ist gleichgültig, ob du in diesem Leben, in dieser Welt berühmt wirst oder nicht. Der Himmel erkennt die Wahrheit im Menschenwerk ... und die Verlogenheit.

Dienstag, 14. November 2006

R: Ich möchte nochmals betonen: Ich bin viel lieber in der Küche, wo du, wenn es draußen kälter wird, deine Schreibarbeiten erledigst, als allein im Schlafzimmer im Bett. In der Küche kann ich alle Gespräche verfolgen und am irdischen Leben teilnehmen.

Es ist zwar traurig, dass ihr nicht großzügig mehrere Zimmer heizen könnt, aber ich sehe ein, ich habe durch mein krankhaftes Verhalten finanzielle Schwierigkeiten heraufbeschworen, die ihr durch Sparsamkeit schon deutlich verringert habt.

Freitag, 17. November 2006

R: Ich schnarche zwar Tag und Nacht vor mich hin, aber in Wirklichkeit bin ich sehr besorgt um die Wirklichkeit der Erde, das heißt darüber, dass die Erde bald nicht mehr Wirklichkeit sein wird, wenn die Industrienationen so weiter schaffen. Ich bin so verzweifelt, weil die Menschen nicht begreifen, dass sie sich selbst zum Tode verurteilt haben.

Samstag, 18. November 2006

W: Es kostet den Masseur sehr viel Kraft, dich nach der Massage auf die Füße zu stellen. Meistens hängst du nur auf seiner Schulter und auf der Schulter der Helferin und machst ein sehr unglückliches Gesicht. Deshalb zweifle ich daran, dass das Stehen, das ja eigentlich nur ein sich Abstützen ist, dir hilft. Hilft es dir?

R: Es hilft mir, mich als Mensch zu fühlen. Nur der Mensch geht aufrecht, Tiere nicht. Wenn ich stehe, fühle ich mich an die Zeit erinnert, als ich noch gehen konnte, aufrecht gehen konnte.

Schweigen

Ich war immer ein aufrechter Charakter. Das Stehen lässt mich auch an meinen aufrechten Charakter denken.

Donnerstag, 23. November 2006

W: Was weißt du über Engel?

R: Ein jeder Mensch hat seinen Engel. Aber darüber sprach ich schon.

W: Wer ordnet mir meinen Engel zu?

R: Der Engel sucht sich die Person, die Persönlichkeit, die zu ihm passt, und verbindet sich mit ihr.

W: Hat mein Engel gar nichts anderes zu tun, als auf mich aufzupassen?

R: Der Engel hat ja auch ein erweitertes Bewusstsein wie wir Alzheimer-Kranken, deshalb muss er nicht wie die „normalen" Menschen von einem Punkt zum anderen denken. Der Engel sieht dich, das Universum, die Morgenröte ...

W: Sieht der Engel so viel wie Gott?

R: Nein, auch Engel sind ein wenig beschränkt.

W: Inwiefern?

R: So wie bei uns auf Erden jeder seinen Platz, jeder seinen Beruf hat, hat auch ein Engel seinen „Beruf", seinen Platz im Universum. Er hat seine Aufgabe.

W: Durfte er sich diese Aufgabe selbst aussuchen, oder hat Gott sie ihm zugeteilt?

R: Natürlich durfte er sich seine Tätigkeit selbst aussuchen. Gott gab uns allen die Freiheit, den Menschen wie den Hierarchien im Universum.

W: Was folgerst du daraus?

R: Was die Menschen anbetrifft: Nur ein mündiger Mensch kann unbeschadet in Freiheit leben.

Schweigen

Ihr müsst euren Kindern Ideale vorleben, sie zu Idealen hinführen. Eltern, ihr versinkt in eurer Arbeit wie in einem tiefen Moor. Ihr achtet nicht darauf, was eure Kinder in der Freizeit treiben. Sie spielen Computerspiele, in denen meist nur totgeschossen wird. Entwickelt sich so eine Generation, die der Menschheit, der Erde, dem Universum etwas Gutes antut, etwas Gutes antun wird?

Sonntag, 26. November 2006

W: Lieber Rolf, wie hast du dich heute gefühlt, was hast du gedacht?

R: Wer im Leben so der Hektik unterlag wie ich, musste so enden. Ihr Menschen, klammert euch nicht an irdische Machtbefugnisse, öffnet eure Seelen für wichtigere Dinge.

Horch in dich hinein! Was brauchst du? – Mehr Zeit? – Wofür? Um in dich hineinzuschauen:

Habe ich rein äußerlich gelebt...? Gewiss, ich konnte in meiner Position vielen helfen... Aber ich? – Was habe ich mit mir gemacht?

Mich habe ich vergessen, mein Seelenleben, meine Beziehung zu Gott, meine kleinen Freuden...

Ich war nur das Arbeitstier. Habe ich Aufmerksamkeit entwickelt für die schönen Dinge des Lebens? – Nein. Habe ich Begeisterung entwickelt für weise Gedanken? – Nein. Hat mich ein schönes Gedicht zum Weinen gebracht? – Nein.

Ich habe mir kaum wahre Freude gegönnt ... nur Stress.

Die folgenden Worte richtet Rolf an einen aus dem Amt scheidenden Freund:

Atme aus, lieber Jürgen, mein Freund.
Vielleicht gönnt dir das Schicksal nun ein wenig Zeit,
die Dinge zu tun, die für deine Seele wichtig sind, sehr wichtig!
Denn – der Mensch lebt nicht von Brot allein.
Stille, ja die Stille wäre wichtig für dich.
Innehalten!
Nicht marschieren, nicht immer lächeln müssen. Innere Einkehr!
Kehre in dich selbst zurück!
Ich tue es auch mit Hilfe meiner lieben Wally.
Ich leide mit dir, ich bin bei dir.
Komm zu dir!
Dein Rolf

Dienstag, 5. Dezember 2006

W: Lieber Rolf, willst du mit mir sprechen?

R: Ja, über Weihnachten. Die Weihnachtsgeschichte offenbart uns, dass es nicht auf Äußerlichkeiten ankommt im Leben. Der Mensch, der Gott am nächsten steht, wird in einem ärmlichen Stall geboren. Es ist gleichgültig, ob es wirklich so geschah oder eine Legende ist. Des Menschen Herz versucht, durch Metaphern die Wahrheiten ans Licht zu bringen. – Arme Theologen, die ihr Beweise sucht! Die gesamte Menschheitsseele, die allen Menschen gemeinsam ist, sie fühlt: Es gibt große Geistwesen, die größer sind als wir.

Jesus, Buddha, Zarathustra ... Wir sollten ihnen nacheifern.

W: Warum?

R: Weil wir die Welt schöner machen wollen!

Freitag, 8. Dezember 2006

W: Du hast heute einen sehr kranken Eindruck gemacht.

R: Du darfst nicht traurig sein. Wenn du traurig bist, reißt du mich auch hinab.

W: Du sahst heute so schrecklich aus, sollte ich da nicht traurig sein?

R: Denke daran, dass ich schon etwas wie ein Überirdischer bin, und freu dich darüber.

W: Was kannst du mir berichten über das Leben in überirdischen Gefilden?

R: ... kein Neid, kein Hass, nur Liebe.

W: Aber was ist mit den Seelen, die Böses getan haben?

R: Die sind nicht bei den Überirdischen.

W: Du sprichst über diese Dinge in so einfachen Worten, während sich die Philosophen sehr kompliziert ausdrücken.

R: Ich habe dir schon oft gesagt, dass das Leben im Jenseits einfachen Regeln folgt. Wie du dich auf Erden vervollkommnen musst, so musst du es auch im Jenseits. Deine Aufgabe ist es, dem Göttlichen entgegen zu fliegen.

W: Was ist, wenn ich nicht fähig bin, mich zu vervollkommnen?

R: Dann verharrst du in der Erdenstarre.

W: Was bedeutet das?

R: Du erfährst keine Wärme. Du liebst nicht und wirst nicht wiedergeliebt.

Sonntag, 10. Dezember 2006

W: Rolf, beginnt dein Ich langsam zu verdämmern?

R: Ja und nein. Weil die dunkle Zeit, Winter ohne weißen Schnee, der vor unserem Schlafzimmerfenster auf den Ästen der Tannen glitzern könnte, dein Gemüt verdunkelt, werde auch ich schwach und traurig. Ich hänge so stark von deinen Gemütszuständen ab! Stell dir vor, mein Körper sei so dünnhäutig, dass alles aus seiner Umgebung ungehindert in ihn eindringen kann, ohne dass das Ich die Fähigkeit hat abzuwehren. Ich fange auf und erfühle alles, was in meinem Umkreis – und nicht nur dort – geschieht. Mein Liebling, du musst mich schützen, auch vor deinen eigenen traurigen Gedanken! Die Weihnachtslieder, die wir hören, während du deine Unmengen von Weihnachtspost erledigst, tun mir gut.

W: Möchtest du mir noch etwas sagen?

R: Ja, ich bin glücklich, dass du wieder mit mir sprichst.

W: Noch etwas?

R: Nein, ich freue mich, dass du da bist.

Montag, 11. Dezember 2006

R: Ich kann nicht oft genug betonen, dass wir Alzheimer-Patienten alles verstehen, was um uns herum gesprochen wird. Heute zum Beispiel habt ihr euch, während ich im Rollstuhl neben euch saß, über meine früheren Fehlleistungen unterhalten, als ich noch laufen und ein wenig sprechen konnte. Ein Gesprächspartner erinnerte dich daran, wie du mir manchmal trotztest, wenn ich mich allzu absurd benahm: „Wenn du so weitermachst, bringe ich dich ins Altersheim!" Bei diesen Worten bin ich vor Angst erstarrt, und ich erstarre noch heute vor Angst, wenn ich mich daran erinnere. Natürlich möchte ich die Altersheime nicht kritisieren. Wir brauchen sie, wenn es keinen anderen Ausweg gibt. Ich aber möchte nicht ins Altersheim.

Dienstag, 12. Dezember 2006

R: Die Engelwelt steigt zur Weihnachtszeit auf die Erde herab und bereitet den Menschen eine besondere Atmosphäre. Ihr könnt euch da auch etwas wünschen.

W: Kann ich mir wünschen, dass du wieder gesund wirst?

R: Nein.

W: Warum nicht?

R: Ein göttliches Gesetz heißt: Zerstöre nichts, zerstöre nicht! Ich habe zwar niemand anderen zerstört, sondern nur mich ... durch dauernden Stress und falsche Ernährung.

Pause

Menschen, zerstört euch nicht!

Freitag, 15. Dezember 2006

W: Lieber Rolf, du hast heute sehr stark gehustet. Hattest du dabei Schmerzen?

R: Nicht besonders, aber das Husten ist höchst unangenehm.

W: Du sprichst sehr vernünftig mit mir. Könntest du nicht auch so vernünftig sein, beim Husten den Schleim nicht zu schlucken, sondern auszuspucken?

R: Du weißt doch, dass ich meine Hände und Arme kaum bewegen kann. Ich kann meine Hand nicht vor meinen Mund halten. Wohin soll ich den Schleim denn spucken? In die Luft? Das ist doch unästhetisch!

W: Warum kannst du dich nicht mehr bewegen?

R: In dem Maße wie der Körper abbaut, baut die geistige Wesenheit sich auf. Denk daran, dass die Pflanze zu wachsen beginnt, indem der Samen in der Erde verrottet. Jede Form vergeht, während sich eine neue aus ihr entwickelt. Auch wir sterben in unserem Leben tausend Tode.

Ich möchte, dass du viele Fotos aus unserem Leben in dieses Buch einfügst, damit man sieht, wie sich ein Mensch wandelt, wie er sich verwandeln kann. Man nimmt ein Fotoalbum immer als etwas so Selbstverständliches hin, man blättert darin, ist sich meist des Wandels, der Verwandlung nicht bewusst. Ich weiß, meine liebe Wally, dass du denkst, ich sei in meinem jetzigen Zustand einerseits zu dem Kinderlächeln auf einer der früheren Fotografien von mir zurückgekehrt, andererseits hätte ich aber oft das verzerrte Antlitz eines Verzweifelten, wie ich es vor Jahren in einem Marionettenkopf gestaltet habe. In mir ist jetzt alles enthalten, Anfang und Ende. – Gute Nacht.

Samstag, 16. Dezember 2006

W: Wie ist deine körperliche Verfassung?

R: Ich habe keine besonderen Schmerzen. Das Husten quält mich.

W: Wie kann ich dir helfen?

R: Sei mit der Seele bei mir!

Montag 18. Dezember 2006

R: Ich weiß, du bist sehr traurig, mich immer regungslos zu sehen. Sei nicht traurig, du hast so viele Fähigkeiten, die dich über das Nur-Irdische erheben. Erreicht hast du diesen Zustand durch geistige Anstrengung, jedoch ist deine Begabung, Metaphysisches zu erfassen, teilweise auch ein Gottesgeschenk.

W: Du hast immer davon gesprochen, dass der Mensch Selbstgestalter seines Schicksals ist und sein sollte. Wo hat da ein Gottesgeschenk im menschlichen Schicksal Platz?

R: Das ist so ähnlich wie bei der Kindererziehung: Man versucht, sein Kind auf den rechten Weg zu bringen, und wenn man sieht, dass das Kind es recht macht, freut man sich so sehr, dass man ihm durch die eigene Freude einen „geistigen Schubs" gibt. Der „geistige Schubs" von unserem Vatergott ist die göttliche Gnade, die bewirkt, dass wir etwas Besonderes zustande bringen. Aber vorher müssen wir uns auf den Weg gemacht haben!

Dienstag, 19. Dezember 2006

W: Lieber Rolf, morgen haben wir unsere Weihnachtsfeier. Möchtest du deinen liebenswürdigen Mitarbeiterinnen vielleicht eine kleine Rede halten?

R: Ja!

„Ich freue mich über euch alle.

In der geistigen Welt sagt man übrigens nicht ‚Sie' zueinander.

In der geistigen Welt, in der ich jetzt schon sozusagen mit einem Fuß drinstecke – ein ungeistiger, unsensibler

Mensch würde sagen, ich steckte schon mit einem Fuß im Grabe –, also in der geistigen Welt sieht man natürlich auch durch Mauern hindurch ... so sehe ich, der ich schon mit einem Fuß im Jenseits stehe und dem schon ein wenig die geistigen Augen und ein bisschen die Flügel gewachsen sind, sehe ich euch unten arbeiten ... oder auch nicht arbeiten.

Aber über das ‚auch nicht', was ihr jedoch nur ab und zu inszeniert, bin ich auch nicht böse, denn im Grunde genommen seid ihr treue Seelen, ja, jede von euch hat in ihrer Art nicht nur eine treue, sondern auch eine schöne Seele. Ich freue mich, dass ihr bei uns seid und überreiche euch als Kavalier alter Schule – bitte vergesst meine Eskapaden im Zustand meiner Krankheit – eine Rose.

Angelus Silesius, ein großer Mystiker, sagte einmal:
‚Die Ros ist ohn Warum, sie blühet, weil sie blühet.'

Was bedeutet das?

Die Rose vergeudet ihre Lebens- und Wachstumskräfte nicht, indem sie sich ängstigt.

Sie fragt nicht: ‚Lieber Gott, warum hast du mich krumm wachsen lassen?' Sie strebt, ihrem Gott vertrauend, nach oben.

Hier habt ihr meine Rose: Mein Wunsch für euch im neuen Jahr: Werdet wie die Rosen!"

Diese Rede habe ich vorgelesen und in Rolfs Namen Rosen verschenkt.

Montag, 25. Dezember 2006

W: Willst du mit mir sprechen?

R: Ja. – Ich bin so schwach. Ich bin so traurig, dass die Kinder mich nicht akzeptieren. Ich befinde mich in einem bedauernswerten Zustand, und da könnte man doch einen mitleidigen Blick auf mich werfen, wie ich so unbeholfen in meinem Rollstuhl sitze.

Liebe Kinder – damit meine ich die Großen und die Kleinen –, im Leben bleibt nichts, was man getan oder nicht getan hat, ohne Folgen. Steht eurem alten Großvater – als solcher habe ich mich immer empfunden, obwohl ich ja euer Stiefgroßvater bin – nicht gleichgültig gegenüber. Ihr könntet auch einmal – in ferner Zukunft – ein solcher Großvater oder eine solche Großmutter werden: krank, unbeweglich, einsam – und die Töchter, die Schwiegersöhne, die Enkel bemerken euch nicht, wenn ihr im Rollstuhl bei ihnen sitzt. Sie verhalten sich abweisend, haben nur ihr eigenes Schicksal im Blick. Würdet ihr das schön finden, besonders zur Weihnachtszeit?

Mittwoch, 27. Dezember 2006

R: Ich freue mich, dass ihr zu Weihnachten hier alle so zahlreich zusammengekommen seid. Froh bin ich auch, dass meine goldlockige, fast zweijährige Enkelin Svenja mich intuitiv als vollwertigen Menschen anerkennt. Sie sucht meine Nähe und nennt mich „Popa". Ich frage mich: Was bin ich für die anderen Weihnachtsgäste? Mein Freund Helmut hat heute gesagt, dass ohne mich ein so schönes Weihnachtsfest nicht hätte stattfinden können. Ich bin ihm dankbar dafür.

Nachdenkliches Schweigen

Ich wollte immer Familie, Schönheit und Harmonie. Menschen sollten mich umgeben, die stets versuchen, einander zu verstehen.

Freitag, 29. Dezember 2006

R: Es ist für mich das schönste Weihnachtsgeschenk, im Rollstuhl bei euch zu sein, mit euch zusammen um den Christbaum zu sitzen. Verbringt diese heiligen Tage und Nächte in Harmonie mit euch selbst und eurer Umgebung! Im Augenblick treffen keine guten Strahlen auf unsere Welt. Sie ist nicht nur verpestet und vergiftet durch Pestizide, sondern auch durch den Fanatismus einiger religiöser Gruppierungen. Haltet eure Seele rein! Besonders euch junge Menschen möchte ich ansprechen: Geht lieber ... ab und zu ... in eine wunderschöne Kirche. Rennt nicht ständig durch Boutiquen oder Sportgeschäfte!

Ihr Jungen, ihr seid noch zu „doof" – ich gebrauche bewusst diesen euch geläufigen Ausdruck –, denn ihr wisst noch nicht, dass man, indem man eine schöne Sache ansieht, eine schöne Musik anhört, selbst innerlich schön wird. Ihr werdet mich nun fragen: Was bedeutet „innerlich schön"? Ihr passt plötzlich besser auf. Eine Blume am Wegesrand beachtet ihr mit einem Male. Ihr findet sie schön, ihr freut euch darüber, und die Blume freut sich auch. Ihr guckt in den Himmel und entdeckt, wie der Himmel so weit, so offen, so blau ist, und das macht euch glücklich.

Meine Enkelkinder und Besucherkinder, natürlich dürft ihr euch an neu gekauften Jeans, Armbändern oder Fußbällen erfreuen, aber das ist alles Kleinkram. Die wahre

Freude kommt vom Geben. Schenkt der Blume am Wegesrand, dem Himmel über euch, den Menschen um euch herum Freude! Denkt nicht nur an euch!

Samstag, 30. Dezember 2006

W: Lieber Rolf, möchtest du uns noch etwas für das neue Jahr mitgeben? Du drückst meinen Fuß so stark.

R: Ich habe euch gestern gesagt, dass ihr mir das schönste Weihnachtsfest seit langer Zeit bereitet habt, weil ihr endlich nach Hause gekommen seid, nach Hause gefunden habt. Über die Gründe eures Fernbleibens möchte ich nicht sprechen, weil es rein private Gründe sind, die nicht in die Öffentlichkeit gezerrt werden dürfen.

Jahrelang habe ich auf euch gewartet, habe die Wohnstatt für euch bereitet. Ich wollte euch ein schönes Zuhause schaffen, euch, meinen Kindern und Enkeln. Stets war es mein Wunsch, meine Freunde, meine Familie fürstlich zu bewirten. – Es ist mir im Leben nichts geschenkt worden, ich habe schwer gearbeitet.

Schweigen

Ich wünsche euch ein neues Jahr voller Zuversicht! Vertraut auf eure eigene Kraft, seid sensibel und fleißig. Habt keine Angst vor der Zukunft.

Jessica und Hendrik danke ich, dass sie mir ein so bezauberndes, verschmitztes Enkelkind geschenkt haben, den „Schützenschatz". Berenice und Reza danke ich, dass sie das Haus mit Musik füllen und mit Kunst segnen. Meine Enkelkinder Jasmin und Michael verjüngten ihre Großmama Wally, indem sie sie als „Blindekuh" durch das ganze Haus jagten. Meine langjährigen Freunde Magdalena und Helmut brachten viel Poesie ins Weihnachtszimmer, Lieder, Scharaden, Gedichte ...

Ich wünsche euch allen ein Jahr mit wenigen Hindernissen, ein Jahr, in dem ihr ab und zu innehaltet und spürt, dass Gott euch segnen möchte. Meiner lieben Wally wünsche ich Kraft und dass sie vor lauter Übereifer, mir helfen zu wollen, nicht stolpert.

Montag 1. Januar 2007

W: Lieber Rolf, ich wünsche dir ein gesegnetes neues Jahr. Willst du mit mir sprechen?

R: Nein, es ist zu spät. Als ihr im Turm das neue Jahr empfangen und das Feuerwerk rundum im Tal bewundert habt, fühlte ich mich ein bisschen ausgeschlossen. Aber wie hättet ihr es anders arrangieren können? Treppen sind für mich unüberwindbare Barrieren.

Dienstag, 2. Januar 2007

R: Ich komme mir erbärmlich vor, im Rollstuhl sitzend, die Augen meist geschlossen. Dir, meine liebe Wally, habe ich es zu verdanken, dass meine Organe noch funktionieren, denn du bringst mit deiner Herzenswärme meine Lebenskräfte in Schwingung. Nach den Erkenntnissen der anthroposophischen Bewegung hieße das: Du baust meinen Ätherleib, meinen Bildekräfteleib auf, der meinen Körper mit allen seinen Organen funktionieren lässt. Du sorgst dafür, dass er nicht zerfällt.

Donnerstag, 4. Januar 2007

W: Lieber Rolf, wir haben dich im Rollstuhl ins Fernsehzimmer gebracht und gemeinsam eine hervorragende Tanzoper über die Skinheads, die „Hautköpfe" angeschaut.[13]

Als du danach ins Bett gebracht wurdest, hatte dein Gesicht einen so leidenden Ausdruck, wie ich ihn noch nie an dir gesehen habe. Dein Gesicht sah furchtbar aus, so, als ob du im nächsten Augenblick sterben müsstest. Warum?

R: Mir wurde wieder einmal der kulturelle Niedergang bewusst, der zur Zeit in Deutschland und in großen Teilen der Welt stattfindet.

W: Was sagst du zu der von Irina, der Tochter unserer Freunde Helmut und Magdalena, gestalteten Ballettoper?

R: Sie zeigt die erschreckende Wirklichkeit, die Hoffnungslosigkeit und den Stumpfsinn, in den manche – leider zu viele – Jugendliche geraten sind. Sie zeigt, wie Politiker an der Realität vorbeireden, die High Society an der Realität vorbeischwebt, die Medien diese schreckliche Realität zerreden. Ein gelungenes Werk. Großartig, Irina! Großartig auch Axels Kameraführung!

Sonntag, 7. Januar 2007

W: Ich würde gerne wissen, ob du unglücklich warst, als du durch die Alzheimerkrankheit deine Sprache verlorst und Elle mich noch nicht auf den Gedanken gebracht hatte, mich durch automatisches mediales Schreiben mit dir zu unterhalten.

R: Ich war nicht nur unglücklich, ich war in der Hölle!

W: Fühlen sich alle Alzheimer-Kranken so, als seien sie in der Hölle, wenn sie sich ihrer Umgebung nicht mehr mitteilen können?

R: Ich glaube ja.

W: Aber vielleicht haben die meisten Angehörigen von Alzheimer-Patienten keine medialen Fähigkeiten und können deshalb ihren Kranken nicht helfen.

R: Alle Menschen haben mediale Fähigkeiten, wenn sie den Mut aufbringen, sich zu trauen. Allerdings ist eine der wichtigsten Voraussetzungen, dass sie ihren „Alzi" lieben.

Schweigen

Wenn du diesen Menschen, der dir in seiner Krankheit anvertraut wurde, wirklich liebst, wird er dir auf irgendeine Weise antworten!

Montag, 8. Januar 2007

W: Lieber Rolf, möchtest du mit mir sprechen?

R: Ja, ich spreche jetzt zu den pflegenden Angehörigen: Du darfst deinen geliebten Menschen nachts nicht allein liegen lassen. Stell dein Bett neben das Bett des Kranken und lass auf deiner Seite das Gitter des Krankenbettes herunter. So kannst du ihn streicheln, ihm deine Hand oder deinen Fuß geben. Lass den Kranken niemals nachts allein! Wenn er schnarchen sollte oder husten, so stopf dir Ohropax in die Ohren, aber vor dem Einschlafen solltest du unbedingt versuchen, mit deinem geliebten Menschen ins Gespräch zu kommen. Verkrampfe dich dabei nicht, setz dich nicht unter Stress. Klappt es heute nicht, so klappt es morgen. Sei wie ein Kind, das an Märchen glaubt, und dein, euer Märchen wird wahr. Es gibt nichts, was es nicht gibt. Gottes Schöpfung ist unendlich und vielfältig. Ihr einfältigen Alltagsmenschen solltet das begreifen!

Freitag, 12. Januar 2007

R: Ich möchte dir etwas sagen, aber ich dringe nicht durch zu dir. Du bist zu müde, denn du hast mich heute Nacht zu oft säubern müssen. Die Kolibakterien sind schuld daran.

Schweigen

Ich bin froh, dass du trotzdem versucht hast, Kontakt mit mir aufzunehmen. Schlaf ein, mein Liebling, ich werde deinen Schlaf behüten.

Sonntag, 14. Januar 2007

R: Du musst Geduld haben mit mir! Alle Angehörigen sollten Geduld haben mit ihren „Alzis"! Wie ich schon sagte, sind wir in mehreren Welten zu Hause und müssen uns bei Gesprächen mit euch erst wieder auf die Erde einstellen.

W: Was bedeutet „mehrere Welten"?

R: Liebe Wally, ich spüre schon wieder, dass du daran zweifelst, mit mir sprechen zu können. Ich möchte deine Zweifel hinwegfegen! Alles auf der Erde und im Universum ist beseelt. Glaubst du etwa, mathematische Formeln beleben die Welt? Gott sendet Geist und Geisterchen aus, die das Leben in Schwung bringen. Erzengel, Schutzengel und – man mag es glauben oder nicht – auch Gnome und Elfen.

Schweigen

Märchen sind keine unsinnigen Hirngespinste.

Montag, 15. Januar 2007

W: Lieber Rolf, gestern sagtest du, ihr „Alzis" wäret in mehreren Welten zu Hause. Dann sprachst du unvermittelt von Engeln, Erzengeln, Gnomen und Elfen. Du bist mir eine Erklärung schuldig.

R: Wie ich gestern betonte, wird die Welt nicht durch mathematische Formeln regiert, sondern die göttliche Lebenskraft durchdringt alles. Sie ist nicht abstrakt, sondern manifestiert sich in Abgesandten Gottes, zum Beispiel in Erzengeln, Engeln und auch in Wesen, die unter der Erde für das Wachstum der Pflanzen sorgen. Nicht in den Märchen wird gelogen, nein, ihr modernen Menschen belügt euch selbst, indem ihr alles als Unsinn abtut, was Volksweisheit hervorgebracht hat. Wieso hat jedes Volk seine Gnome, seine Zwerge?

W: Du deutest oft an, sprichst in Metaphern, in Rätseln. Kannst du dich nicht klarer ausdrücken, wenn du über Dinge sprichst, die unseren Verstand übersteigen?

R: Wenn ich mich im Hinblick auf die jenseitige Welt klarer ausdrücken würde, könntest du meine Worte nicht mehr begreifen, ich begreife sie ja selbst kaum. Ich bin noch nicht ganz in jener Welt angekommen, die ihr übersinnlich nennt. Ich weiß nur, dass die Existenz der Erdenwelt stark davon abhängt, ob ihr reine Materialisten bleibt oder versucht, euch zu öffnen. Ich sage bewusst nicht „dem Übersinnlichen zu öffnen". Jeder muss seinen eigenen Weg finden.

W: Du kritisierst nur, zeig uns doch einen Weg!

R: Der Weg ist ganz einfach: Egoismus abbauen!

Dienstag, 16. Januar 2007

W: Lieber Rolf, willst du mit mir sprechen?

R: Ja und nein.

W: Warum ja und nein?

R: Unsere Gespräche haben wahrscheinlich keinen Sinn, sie führen zu nichts, weil fast niemand daran glaubt, dass ein – wie sie meinen – verblödeter Alzheimer-Patient denken und fühlen kann. Das von der Alzheimer-Gesellschaft herausgegebene Buch *Abschied vom Ich* deckt die ganze Misere auf.[14]

Die Menschen meinen, die Alzheimerkrankheit würde das Ich auslöschen. Das Gegenteil ist der Fall. Wir bekommen plötzlich das ganze Universum geschenkt, wir sind nicht mehr an irdische Gegebenheiten gebunden. Das verwirrt uns, wir verlieren den Boden unter den Füßen.

W: Lieber Rolf, was du da sagst, kann kein normaler Mensch begreifen! Wie sollen diese Ausführungen den Angehörigen helfen, ihre Kranken zu pflegen? Sind wir so genannten normalen Menschen beschränkt, während ihr Alzheimer-Patienten über alles erhaben seid?

R: Das Zerrissensein zwischen Diesseits und Jenseits ist kein Honigschlecken! Ich bin jetzt müde, gute Nacht.

W: Warum sagst du nicht: „Meine liebe Wally, gute Nacht"!

R: Ich bin halbtot.

Freitag, 19. Januar 2007

W: Lieber Rolf, du hast meinen Fuß mit dem Daumen gestreichelt, obwohl du dich gewöhnlich überhaupt nicht mehr bewegen kannst. Ist das ein Zeichen dafür, dass du mit mir reden willst?

R: Ja.

W: Du brauchst mir keine weltbewegenden Dinge zu erzählen, ich möchte doch nur wissen, wie du dich fühlst. Es ist ein wenig erschreckend für mich, wenn du immer so stumm und scheinbar unbeteiligt neben uns sitzt.

R: Ich bin nicht unbeteiligt. Heute fühle ich zum Beispiel, dass du tiefe Depressionen gehabt hast, weil du meine Krankheit nicht akzeptieren kannst. Die Traurigkeit überschwemmt dich, du kannst nichts dagegen tun. Es geht allen Angehörigen von Demenz- und Alzheimer-Patienten so.

W: Wie sollen wir uns gegen die Traurigkeit wappnen?

R: Ihr dürft nicht in die Trauer abgleiten, ihr dürft euch selbst nicht vergessen! Sorgt für euch, macht, soweit ihr könnt, manchmal etwas, was euch Spaß bereitet, sonst habt ihr keine Kraft, uns zu pflegen.

Sonntag, 21. Januar 2007

W: Ich habe schon so lange keine Zeit gehabt, unsere nächtlichen Gespräche ins Reine zu schreiben, deshalb befürchte ich, dass der Dialog nicht straff genug geführt wird, weil ich im Augenblick gar nicht weiß, über was wir alles gesprochen haben. Kannst du mir helfen?

R: Hauptsächlich geht es mir darum, den Menschen zu zeigen, dass die Geisterwelt uns nicht verschlossen ist, dass die Menschen sich auf allen Gebieten von Wissenschaft, Kunst und Technik darauf besinnen müssen, andere, neue Wege zu gehen.

W: Welche?

R: Denk an die Auto-Reklame der Firma Toyota: „Nichts ist unmöglich!" Ihr solltet das Brett vor eurem Kopf entfernen.

W: Du hast früher in den Reden, die du gehalten hast, so ausgezeichnet und edel formuliert, und nun gleitest du ab in die Alltagssprache.

R: Ich möchte jetzt, dass mich alle verstehen. Früher war ich eitel und brillierte gern mit meiner Redegewandtheit.

W: Möchtest du mir noch etwas sagen – zum Beispiel was dich bedrückt?

R: Mich bedrückt sehr, dass du in letzter Zeit immer darauf

lauerst, ob an mir schon Anzeichen des Sterbevorgangs zu bemerken sind. Ich weiß, du möchtest mich nicht verlieren, aber musst du mitten in der Nacht an meine Nase fassen, um zu fühlen, ob sie noch warm ist? Auf diese Weise nachts gestört zu werden, ist nicht sehr gemütlich.

W: Verzeihst du mir?

R: Natürlich, es geschah doch aus Liebe!

Montag, 22. Januar 2007

W: Was willst du mir sagen?

R: Dass ich nur lebe, wenn du bei mir bist.

W: Du warst immer sehr bestimmend, hast auch mein Leben dirigiert. Bist du jetzt verzweifelt, dass du – zumindest in deinen Augen – körperlich eine jämmerliche Figur abgibst?

R: Ja, ich bin sehr verzweifelt, umso mehr, weil ich meine hochbetagte Mutter, die geistig noch sehr rege war, oftmals kritisiert habe, sie hätte sich wiederholt.

W: Kannst du unserem Gespräch nicht einen dramatischen Aspekt geben?

R: Der dramatische Aspekt steckt im eigenen Ich.

Dienstag, 23. Januar 2007

W: Der dramatische Aspekt stecke im eigenen Ich, sagtest du mir gestern. Kannst du mir das erklären?

R: Das habe ich gestern spielerisch dahergesagt, aber wenn ich heute darüber nachdenke, dann meine ich, es ist wahr. Wir dramatisieren alles. Du zum Beispiel dramatisierst meine Krankheit. Man dramatisiert, außer als kleines Kind, in jedem Lebensalter, einfach, weil man sich zu wichtig nimmt. Nimm dich nicht so wichtig und du wirst im Leben glücklicher sein. – Ich weiß, ich wiederhole mich!

W: Aber man muss sich doch wichtig nehmen, sonst versinkt man in der Alltäglichkeit, weil man wenig Antrieb hat, etwas Besonderes zu leisten.

R: Man darf sich wichtig nehmen, wenn man sich für das Allgemeinwohl einsetzt.

Mittwoch, 24. Januar 2007

W: Gestern hast du gesagt, wir sollten in unserem Leben nicht alles dramatisieren, aber es ist doch einzusehen, dass jedem „Ich" sein Leben als sehr kostbar erscheint und es ein Drama daraus macht, wenn dieses Leben aus der Bahn gerät.

R: Wenn man nicht fähig ist, außer sich selbst auch seinem Gegenüber ins Herz zu sehen und zu erfühlen, was ihn bedrückt, wird man einsam um sich kreisen ... ohne Echo.

W: Rolf, du öffnest die Augen kaum noch, deine Hand an meinem Fuß erscheint mir nur noch lebendig durch die Parkinsonschen Zuckungen. Fühlst du dich schlecht?

R: Am liebsten würde ich den ganzen Tag mit dir im Bett liegen und kuscheln. Weißt du, ich bin jetzt so einsam geworden in der irdischen Welt. Du sollst mich in den Armen halten wie die Erdmutter Gaia, die Urmutter Erde, ihre Kinder, und ich fühle mich beschützt.

Liebe mich, lass dich nicht von den Alltagssorgen abhalten, mich zu lieben.

Ich leide.

Samstag, 27. Januar 2007

W: Ich habe dir wieder etwas aus dem Buch *Vom Leben, Leiden und Sterben* von Otto Julius Hartmann vorgelesen. Was hat dir besonders gefallen?

R: Ich bin auch der Meinung, dass der Mensch der Spiegel der Welt ist. Er kann Blume, Tier, Mond, den Lauf der Gestirne in seine Seele hineinnehmen und in sich widerspiegeln. Dies besagt, dass er die ganze Welt begreifen, umgreifen kann, weil sich die ganze Welt in seiner Seele befindet. Der Mensch ist gottähnlich, weil er die von Gott erschaffene Welt in seiner Seele trägt, sie denkt.

Sonntag, 28. Januar 2007

W: Neulich sagtest du zu mir, ich solle dich verführen. Wie soll ich dich verführen und wozu?

R: Verführe mich, bei dir bleiben zu wollen, indem du dich disziplinierst, nicht in Traurigkeit zu verfallen. Erinnere dich an das rosa Auto, in dem ich mit dir in die Stadt fahren wollte. Ich sagte dir damals, das rosa Auto sei ein Symbol für Fröhlichkeit. Versuch in meiner Gegenwart fröhlich zu sein. Deine Trauer ertrage ich nicht! Kein Alzheimer-Patient erträgt die Traurigkeit der Menschen in seiner Umgebung.

W: Du hast heute sehr stark gehustet und wenn du deine Augen kurz geöffnet hast, waren sie rot. Fühlst du dich schlecht, hast du vielleicht die Grippe?

R: Ich umarme jetzt gerade deinen Fuß und fühle mich bei dir geborgen. Seit du bei mir bist, habe ich aufgehört zu husten. Liebe hilft mehr als alle Medizin der Welt. Ich höre jetzt auf zu sprechen, weil sonst unser Buch zu dick wird. Alles Wesentliche habe ich schon gesagt:

Gott ist der Gott aller Menschen. Liebe deinen Nächsten wie dich selbst. Nimm dich ernst, aber nicht zu wichtig. Hab Zutrauen zu dir! Du schaffst alles, wenn du nur willst und fleißig bist. Vergiss nicht die Fröhlichkeit deiner Kinderjahre. Sei nicht nachtragend. Versuch den Grund herauszufinden, weshalb der Andere dir Böses angetan hat – vielleicht meinst du nur, er hätte dir Böses angetan.

Ich fühle, dass ich morgen einen epileptischen Anfall haben werde. Du merkst es nicht. Bis morgen, bis zum epileptischen Anfall!

Ich werde weiter mit meinem Rolf sprechen, obwohl er meint, das Wesentliche sei schon gesagt.

Montag, 29. Januar 2007

Ich nehme unsere Gespräche durch mediales Schreiben auf, deshalb erinnere ich mich nur an sie, wenn ich sie wieder lese. Leider versäumte ich, heute Morgen den nächtlichen Gesprächstext anzuschauen und war deshalb für den epileptischen Anfall nicht gewappnet.

W: Lieber Rolf, du hattest heute Morgen einen epileptischen Anfall. Möchtest du trotzdem mit mir sprechen?

R: Ja! Gott sei Dank habt ihr mir sofort einen Suppenlöffel voll Schwedenbitter gegeben und mir das starke Beruhigungsmittel in die Backentasche geschoben, so beruhigte ich mich schnell und habe den Anfall einigermaßen gut überstanden. Den ganzen Tag lang schwamm ich im Meer des Unwissens.

Wally, plag mich heute nicht mehr. Ich bin müde. Verzeih mir meine Schroffheit. Wie du spürst, habe ich kaum mehr die Kraft, mit dir zu kommunizieren. Sprich weiter mit mir, aber erhebe nicht den Anspruch, literaturreife Prosa von mir zu erhalten.

Ich möchte dieses Buch all denjenigen Angehörigen widmen, die ihre Alzheimer-Kranken liebevoll pflegen.

Mittwoch, 31. Januar 2007

W: Lieber Rolf, deine Augen sind geöffnet und blicken erstaunt ins Weite. Was siehst du?

R: Ich fühle, dass du denkst: „Guckt der aber blöde!" – Ich war in mich versunken, hatte ich doch die ganze Zeit bis abends um elf auf dich gewartet.

W: Wie fühlst du dich heute? Was siehst du mit offenen Augen? Bitte wiederhole dich nicht, denn ich weiß, dass du mit offenen und geschlossenen Augen die Umweltkatastrophen siehst. Sie sind zwar nicht zu unterschätzen, ich aber möchte heute von dir wissen, was du als Alzheimer-Patient im Augenblick fühlst. Du weißt, es ist wichtig für diejenigen, die pflegen.

R: Eigentlich habe ich schon alles gesagt, und wir können unser Buch beenden, nicht aber unser Zwiegespräch, das brauche ich, ohne den seelisch geistigen Kontakt mit dir würde ich untergehen.

W: Da du jetzt ein wenig in den Himmel hineinschauen kannst, wie du sagst, könntest du mir doch ein Schlusswort zu unserem Buch formulieren.

R: Ich will es mir bis morgen überlegen. Es muss etwas Überpersönliches sein.

W: Du schaust mich mit so traurigen Augen an. Ich weiß, was du mir sagen willst: „Weine nicht, wenn ich sterbe ".

Donnerstag, 1. Februar 2007

W: Ich habe das Gefühl, dass du keine Kraft mehr hast, mich zu erreichen.

R: Das bewirkt dein negatives Denken. Du willst schon wieder im Schrank nachschauen, ob die Kleider in Ordnung sind, die ich im Sarg tragen soll.

W: Sag mir doch etwas, was mir beweist, dass du heute wirklich mit mir sprichst. Ich bin so verzweifelt, denn über den Sarg und die Kleidung habe ich heute Nacht geträumt. Es war ein Albtraum. Es strömt so gar nichts Originelles mehr von dir aus. Hat diese schlimme Krankheit dich jetzt endgültig zerstört?

R: Ich bin. Ich erlebe jetzt in meiner Not die absolute Einsamkeit. Du kannst dich gar nicht so stark mit mir befassen, wie ich dich brauchen würde.

W: Woraus resultiert diese absolute Einsamkeit?

R: Ich weiß es nicht. Ich habe das Gefühl, dass das Band der Verständigung zwischen uns zerreißt, und ich bin sehr verzweifelt. Meine Lebensenergie erlischt, aber ängstige dich nicht, vielleicht flammt sie ja wieder auf.

W: Mein Liebling, ich bin auch verzweifelt, bitte sprich doch eingehender mit mir!

R: Wenn du länger in meiner Nähe bleibst, werde ich vielleicht die Kraft dazu haben.

Dienstag, 13. März 2007

W: Kannst du nicht mehr sehen?

R: Das Sehen ist für mich nicht mehr so wichtig, ich sehe mit inneren Augen, und ich sehe durch alles hindurch. Es wäre vermessen zu sagen: Ich sehe in die Tiefen des Seins. Ich brauche die Augen nicht mehr aufzumachen, ich sehe ohne Augen. Langsam werde ich „allsehend", ich brauche die irdischen Werkzeuge nicht mehr.

Freitag, 23. März 2007

W: Warum hattest du heute Tränen in den Augen?

R: Vielleicht habe ich geweint. Du verbrauchst deine Kraft, weil du dich ständig ängstigst. Das macht mir Sorgen.

W: Ich werde mich nicht mehr ängstigen!

Dienstag, 27. März 2007

Rolf diktiert mir mit Hilfe des medialen automatischen Schreibens einen Brief an seine Schulfreunde:

> Liebe Freunde,
> ich habe mich so gefreut, dass Ihr mir einen Kartengruß von Eurem Ausflug nach Steinhausen geschickt habt.
> Ich kann zwar nicht mehr sprechen und schauen,
> aber es bewegen mich noch immer große Empfindungen.
> Hanne, die liebe Hanne, war sicher die Initiatorin Eurer Grußkarte.
>
> Ich bewege mich jetzt sozusagen in „höheren Kreisen" zwischen Engelwesen und Sternenwelten, aber meine liebe Wally sorgt für das Irdische und dafür, dass ich nicht verkomme. Ihr wisst schon, was ich meine ...
>
> Seid herzlich bedankt, und wenn ich tot bin, komme ich zurück zu Euch nach Biberach. Ich hoffe, dass Ihr dann alle dabei seid!
>
> Fremde Leute mag ich auf meinen Himmelsweg nicht einladen.
>
> Wir bleiben unter uns.
> Es ist schon weit nach Mitternacht, ich muss aufhören zu schwätzen. Gut's Nächtle, guten Morgen, guten Tag!
>
> Euer Rölfle – hoch im Glück über Eure Karte.

Samstag, 31. März 2007

W: Lieber Rolf, ich hab dir gerade aus dem Büchlein *Vom Wirken der Engel im menschlichen Leben* von Michaela Glöckler vorgelesen.[15] Möchtest du mir dazu etwas sagen?

R: Ich habe dir in unseren Gesprächen schon einiges über das Engelwirken erzählt. Du musst deinen Engel als Freund ansehen – verzeih das Wort „Freund", ein Engel ist weder männlich noch weiblich, so wie Gott auch nicht geschlechtlich zu bestimmen ist. Er ist allumfassend, er ist alles.

Mir gefällt der Gedanke von Michaela Glöckler, dass wir Angst haben vor dem Engel, weil wir dieses Vorbild an Güte und Selbstlosigkeit, gepaart mit einer Führereigenschaft, nie erreichen werden. Engel bedeutet „Angelos", der Bote, Bote Gottes. Michaela Glöckler schreibt, die Engel würden unsere Gebete zu Gott tragen.

W: Verspürst du die Gegenwart deines Schutzengels?

R: Ja. Ich verspüre auch andere geistige Wesenheiten.

W: Welche zum Beispiel?

R: Auch der Todesengel steht an meinem Bett.

W: Hast du Angst vor ihm?

R: Nein, er strahlt und leuchtet. Er verspricht mir Heimat. Novalis, der seelenvollste Dichter der Romantik, schrieb einmal: „Wohin gehen wir denn? Immer nach Hause."

Nachdenkliches Schweigen

Ich weiß nicht, ob ich ihn richtig zitiert habe, ich glaube, das „denn" müsste weg. Ich bin froh, dass du mir heute Abend so etwas Schönes vorgelesen hast. Es hat mich sehr bewegt.

W: Hast du heute Schmerzen gehabt, als du so furchtbar gehustet hast?

R: Danke der Nachfrage, angenehm war es nicht. Schlaf gut, mein Schutzengel!

Sonntag, 1. April 2007

W: Lieber Rolf, ich habe dir heute wieder etwas aus dem Buch von Michaela Glöckler vorgelesen. Möchtest du dich dazu äußern?

R: Ein Sterbender spürt seinen Engel hautnah. Versuch auch du, meine liebe Wally, deinem Engel mehr entgegenzukommen, nimm dir Zeit für ihn. Schaffe dir Inseln der Ruhe im Alltag. Wenn du deinen Engel vergisst, wirst du ihn nicht erkennen, wenn du ihn brauchst.

Nach Rolfs Worten versuche ich mit meinem Engel in Kontakt zu kommen.

W: Mein Engel, möchtest du mir etwas sagen?

Engel: Ich werde dich beschützen. Rolf wird dir noch länger erhalten bleiben, er soll sein Schicksal erfüllen. Er wollte immer etwas Besonderes für die Menschheit tun. Nun zeigt er durch sein Leiden, dass ein zerstörtes Gehirn nichts bedeutet: Der Geist des Menschen überlebt die Zerstörung des Materiellen.

W: Bist du wirklich mein Schutzengel? Hast du wirklich zu mir gesprochen?

Engel: Ich war sehr böse auf dich. Du hast mich nicht ernst genommen, umgibst dich mit Putten und Engelpuppen; das sind wir Engel nicht. Wir sind ernste Wesen, die ihre Pflicht tun.

W: Pflicht klingt nicht nach Freude. Ich habe mir vorgestellt. ihr könntet freudig herumflattern.

Engel: Mäßige deine Zunge.

W: Lieber Engel, verzeih mir. Was habe ich gerade falsch gemacht?

Engel: Du bist wie alle Menschen ein wenig zu eitel, sei aufrichtiger. Sprich mit mir, ohne dass sich in deinem Hinterköpfchen der Gedanke einnistet: Ich habe mit meinem Engel gesprochen, das ist eine Sensation!

Stille

Montag, 2. April 2007

R: Leider haben die meisten Menschen weder den Glauben noch die Zeit, auf ihren Schutzengel zu hören. Ich habe auch nicht auf ihn gehört. Hätte ich es getan, wäre ich jetzt nicht krank. In unserer Zeit ist man so verbiestert, dass man nicht daran glaubt, Schranken überwinden zu können, um seinen Engel zu spüren oder ins Jenseits zu schauen.

Nachdenkliches Schweigen

Du musst dich der Stufe der Weisheit der Engel entgegen entwickeln, um zu begreifen, was sie wollen, wohin sie dich führen wollen. Du musst tätig sein, dein Engel begleitet dich. Er kann dich höchstens inspirieren, er kann dich mit einem Fluidum der Liebe umgeben wie die Mutter ihr Kind. Aber machen musst du alles alleine.

W: Wie passt das soeben von dir Gesagte zu dem Thema Alzheimer? Verzeih, aber du kannst doch gar nichts mehr machen.

R: *Langes Schweigen*

Auch ein an Alzheimer erkrankter Mensch hat seinen Schutzengel und ein an Alzheimer erkrankter Mensch, der mehr sieht als ein normaler gesunder Mensch, möchte euch sagen: Nehmt euren Schutzengel ernst.

Ostermontag, 9. April 2007

R: Meine Liebe zu dir ist so groß, dass ich dich noch nicht verlassen möchte.

W: Empfindest du die Osternacht als etwas Besonderes?

R: Ja. Aber jede Nacht ist etwas Besonderes und jeder Tag ist etwas Besonderes, denn Gottes Schöpfung ist so schön, dass wir jubeln sollten. Allein die mit Verstand und Freiheit begabten Geschöpfe sind es, die Gottes Werk zerstören, vergiften. Gott erschafft nichts Böses.

W: Und was ist mit dem Teufel?

R: Dem wurde aus negativen Kräften Gestalt verliehen. Gott hat den Teufel nicht erschaffen.

W: Aber die Schlange im Paradies verkörpert doch das Böse, es war doch schon da! War die Schlange der Teufel?

R: Die Schlange war die Versuchung, sie ist nur ein Bild, ein Symbol eines Vorgangs in der menschlichen Seele.

Dienstag, 10. April 2007

W: Was hast du heute auf dem Herzen?

R: Dich! Ich will dich nicht allein lassen.

W: Fühlst du dich denn noch wohl hier?

R: Nicht besonders ...

Schweigen

W: Du sagtest gestern, der Mensch könne durch negative Seelenkräfte Teuflisches erschaffen.

R: Alles steht im Zusammenhang, Gott, höhere Wesen, Menschen, Gestirne, Tiere, Pflanzen, Gestein. Eins greift ins andere. Gedanken sind Kräfte. Wir müssen unser Denken disziplinieren, weil alles, was wir denken, Gestalt annehmen, Realität werden kann.

Mittwoch, 11. April 2007

W: Lieber Rolf, Schneewittchen ist durch die Liebe eines Prinzen wieder zum Leben erweckt worden, Dornröschen wurde wach geküsst. Unsere Gespräche, unsere nächtlichen Diskussionen und Plaudereien muten mich an wie ein modernes Märchen. Habe ich dich durch meine Liebe und Geduld zum „Sprechen" gebracht?

R: Ja ... und ich bin dir dafür unendlich dankbar. Du hast mich dadurch zum Leben erweckt, hast mich von der Qual der Einsamkeit befreit. Deine Seele ist in die meine geflossen und hat mich stark gemacht, stark genug, um diese schreckliche Krankheit zu ertragen. Ich bin sicher, wir werden früher oder später ... irgendwann wieder ein gemeinsames Märchen erleben, denn wir hatten das Glück, wirklich zusammenzupassen wie zwei Hälften eines Apfels. Mich erfüllt mit Dankbarkeit, dass ich dich finden durfte.

Wir wollen nun diesen Text der Öffentlichkeit zugänglich machen. Die Alzheimer-Patienten leiden darunter, dass ihre pflegenden Angehörigen sie nicht verstehen. Ich möchte ihrem Leiden ein Ende bereiten.

W: Mit welchem Satz willst du unser heutiges Gespräch beschließen?

R: Nur die Liebe zählt, im Himmel und auf Erden!

Ich habe eine Anzahl von Gesprächen ausgespart, weil ich es für wichtiger halte, den Angehörigen von Alzheimer-Patienten Tipps für die Krankenpflege zu geben.

Freitag, 6. Juli 2007

W: Lieber Rolf, ich habe mich sehr darum bemüht, einen Text zu erstellen, wie man Alzheimerkranke pflegen sollte. Schon bald jedoch erkannte ich, dass ich ohne deine Mitwirkung in dieser Hinsicht nichts zustande bringe. Woher kann ich denn auch wissen, was dir gut tut und was nicht? Ich möchte dich deshalb noch einmal gezielt fragen: Welche Pflegepraktiken, die wir anwenden, gefallen dir, welche gefallen dir nicht?

R: Mir gefällt, dass eure Pflegearbeit immer in einem bestimmten, zeitlich festgelegten Rhythmus vollzogen wird, so konnte ich mich daran gewöhnen und mich in diesen Rhythmus eingebettet fühlen.

Mir gefällt auch, dass ihr mir stets ankündigt, was ihr mit mir, an mir zu tun beabsichtigt. Heute Nacht zum Beispiel, als mir die obere Zahnprothese heraus gefallen ist, hast du mich gefragt, ob du mir auch die untere Zahnprothese herausnehmen darfst, und mich gebeten, den Mund zu öffnen. Das hat mich gefreut und mir gezeigt, wie sehr du mich achtest und als vollwertigen Menschen anerkennst. Manche Pflegenden betrachten uns Alzheimer-Patienten nur als willenlosen Klumpen Fleisch, mit dem sie machen können, was ihnen beliebt.

Samstag, 7. Juli 2007

W: Lieber Rolf, gestern habe ich dich gefragt, was dir an unserer Pflege gefällt, und was dir missfällt.

R: Ich denke, es ist sehr wichtig, den Angehörigen klar zu machen, wie sensibel die Menschen sind, die sie zu pflegen haben. Am Anfang genierte ich mich sehr, dass ich nackt vor euch stehen musste, damit ihr mich säubern konntet. Erinnerst du dich noch wie ich, der ich kaum noch fähig war zu sprechen, plötzlich sagte: „Ich schäme mich so." Für jemanden, der immer elegant und geschmackvoll gekleidet in der Society erschien, ist es furchtbar, wenn er plötzlich nackt vor seinen Helferinnen stehen muss. Nicht auszudenken, wie schlimm!

W: Aber da haben wir doch nichts falsch gemacht?

R: Nein.

W: Was empfindest du noch als positiv an unseren Versuchen, dich gut zu versorgen, dein Leiden zu lindern?

R: Es hat mir gefallen, dass alle deine Freundinnen, die dir geholfen haben, mich zu pflegen, mir in Liebe zugetan sind. Vielleicht sind sie es ein wenig auch deshalb, weil ich ihnen gegenüber sehr herzlich und großzügig und immer hilfsbereit gewesen bin, als ich noch gesund war.

Es ist schon sehr spät, halb zwei Uhr nachts, mein Liebstes auf der Welt, reden wir morgen weiter.

Sonntag, 8. Juli 2007

W: Gestern erzähltest du mir, du hättest dich geschämt, als meine Freundin und ich dich in nacktem Zustand gewaschen haben. Gibt es noch anderes, was dir sehr unangenehm ist?

R: Ich schäme mich noch immer meiner Nacktheit und Unbeholfenheit, aber ihr behandelt mich mit so viel liebevollem Verständnis, dass ich mich langsam beruhige.

W: Kannst du mir sagen, welche Pflegemaßnahmen du noch als sehr wichtig und lebenserhaltend empfindest?

R: Besonders auf die Lunge und die Bronchien ist zu achten. Eine junge Dame, die im Altersheim arbeitet, erzählte dir doch, dass die armen Pfleger und Pflegerinnen, die völlig überfordert sind, den Patienten nur wenig Fürsorge zukommen lassen können. Sie haben zum Beispiel keine Zeit, den Rücken des bettlägerigen Patienten mit hohler Hand abzuklopfen, damit der Schleim in den Bronchien sich löst. Vielleicht habe ich das Problem nicht richtig erklärt ... fest steht, der Rücken des Patienten sollte täglich zweimal mit hohler Hand abgeklopft werden, damit die Gefahr, an Lungenentzündung zu erkranken, gebannt wird.

Schweigen

Ich danke euch für eure sorgfältige Pflege.

Montag, 9. Juli 2007

W: Lieber Rolf, wie fühlst du dich?

R: Ich fühle mich wie immer ... eingebettet in deine Liebe.

W: Gestern hast du mir gesagt, es seien oft Kleinigkeiten, wie zum Beispiel das Klopfen auf den Rücken mit der hohlen Hand, die dem Patienten qualvolle Zustände ersparen. Welche Pflegepraktiken empfindest du noch als sehr wichtig?

R: Das Wundliegen (Dekubitus) ist für bettlägerige Patienten ein großes Problem, und ich meine, dass du mit Hilfe der Calendula Wundsalbe der Firma Weleda diese Gefahr quasi hinweggefegt hast. Deine Freundin Elle hat zudem herausgefunden, dass Calendula-, d. h. Ringelblumentee, entzündungshemmend wirkt. Seitdem sie mir mehrmals täglich diesen Tee zu trinken gibt, habe ich keine durch den Katheter bedingte Blasenentzündung mehr.

W: Mein Liebling, schläfst du schon?

R: Nur halb. Sag den pflegenden Angehörigen, dass alle Kranken, die einen Patienten-Lifter dringend benötigen, ihn über ihre Krankenkasse erhalten, er kommt nicht nur den Privatpatienten zugute.

W: Willst du mir noch etwas anvertrauen, ich fühle, du bist bedrückt.

R: Ich bin in meinem Zustand sehr allein, meist den ganzen Tag lang.

W: Hilft dir die Musik nicht, die ich für dich aussuche?

R: Nein ... Bete viel für mich, komm immer wieder zu mir, küsse mich, streichle meine Hände ...

Dienstag, 10. Juli 2007

W: Lieber Rolf, du warst gestern sehr traurig, weil ich dich nicht genug liebkost habe, du aber hältst jetzt meinen Fuß in deiner Hand und streichelst ihn gar nicht. Was geht in dir vor? Ich fühle, du willst mir sagen, dass du immer schwächer wirst. Was noch?

R: Ich weiß gar nicht, wie ich mich weiter äußern soll ...

Schweigen

Ich entferne mich immer mehr von der irdischen Welt.

W: Willst du heute Abend noch über unseren Pflegealltag sprechen?

R: Nein.

Mittwoch, 11. Juli 2007

W: Gestern warst du so verzweifelt, willst du heute trotzdem mit mir sprechen?

R: Nein. Bald ist Vollmond, in der Zeit des Vollmondes bin ich immer sehr geschwächt.

Donnerstag, 12. Juli 2007

W: Lieber Rolf, möchtest du heute mit mir sprechen?

R: Ja. Ich soll dir doch helfen, deinen Pflegealltag zu beschreiben und zu bewerten.

Nachdenkliches Schweigen

So ein Kranker wie ich wird von Klinik zu Klinik, von Arzt zu Arzt herumgereicht, und immer wird irgendetwas Neues verschrieben. Schließlich passt gar nichts mehr zusammen. Die Medikamente behindern sich gegenseitig. Deshalb sollten die Angehörigen der Alzheimer-Patienten die Beipackzettel immer wieder lesen und die Ärzte fragen, ob vielleicht eines der Medikamente inzwischen im Zusammenhang mit anderen Mitteln überflüssig geworden ist oder sogar schädlich wirken könnte.

W: Willst du noch weiter über unseren Pflegealltag berichten oder mir einfach erzählen, was du gerade denkst?

R: Ich sagte dir schon, dass wir Alzheimer-Kranken ein Wechselbad der Gefühle erleiden; mal fühlen wir uns in eure Liebe eingebettet, ein anderes Mal verspüren wir Tod und Einsamkeit. Gestern fühlte ich mich sehr einsam, deiner beraubt und in Todesnähe. Natürlich wirst du nun einwenden, ich hätte gesagt, der Todesaugenblick sei der schönste Augenblick im ganzen Leben ... aber liebe Wally, ich kann jetzt zwar in höhere Sphären hineinblinzeln, bin jedoch trotzdem erdverhaftet und habe Angst vor der Veränderung.

W: Wie kann ich dir helfen?

R: Dringe mit deiner Seele in mich ein, dann kannst du die richtigen Fragen stellen.

W: Endlich streichelst du wieder meinen Fuß! Ich bin sehr glücklich. Den ganzen Tag lang erleide ich deine geschlossenen Augen, deine Schläfrigkeit, deine Abwesenheit.

R: Ich wirke zwar abwesend und bin doch fähig, mich über deine Anwesenheit zu freuen.

Freitag, 13. Juli 2007

W: Wieder einmal tönt die Musik eines Volksfestes zu uns herüber. Bist du traurig, dass du nur noch mit geschlossenen Augen im Bett liegst oder im Rollstuhl sitzt?

R: Ja, ich bin traurig. Früher habe ich solche Sauf- und Fressgelage missachtet, aber heute denke ich, dass es schön ist, wenn das Völkchen fröhlich ist. Wer es nicht gelernt hat, sich an guter Literatur oder an schöner Musik zu erfreuen, sollte wenigstens ein kühles Bier genießen dürfen. Heute sehe ich das nicht mehr so eng.

Und jetzt möchte ich über etwas sprechen, was mir sehr peinlich ist, nämlich über den Stuhlgang. Vor einiger Zeit meintest du, ich hätte Durchfall, weil mein Stuhl lediglich aus weißem Schleim bestand. Du verabreichtest mir ein Medikament, das den Durchfall beheben sollte. Als mein Bauch immer dicker und härter wurde, brachtest du mich ins Krankenhaus. Diagnose der Ärzte: paradoxer Durchfall, d. h., in meinem durch frühere Operationen verengten Darm bildete sich ein Klumpen Kot, so dass ich nur noch Schleim ausscheiden konnte, weil die Passage blockiert war.

Ich erspare dir und den Lesern die Schilderung des Heilverfahrens und des Krankenhausaufenthaltes. Ein Alzheimer-Patient ist im Krankenhaus nie gut aufgehoben, weil er sich nicht mehr äußern und nicht mehr wehren kann, deshalb sollte täglich ein Angehöriger dort mit für ihn sorgen.

Als vor einigen Tagen das Problem des paradoxen Durchfalls bei mir wieder auftrat, erfuhren meine Wally und ihre Pflegerin, man müsse Hunde, die Verdauungsschwierigkeiten haben, mit gekochten Möhren füttern. Und so bin ich auf den Hund gekommen und wieder wohlauf, was den paradoxen Durchfall anbetrifft. Beiläufig möchte ich erwähnen, dass fünf Tage lang Karotte pur mir absolut nicht behagten, ein wenig Thunfisch in Öl beigemischt, wäre sicher schmackhafter gewesen.

Donnerstag, 19. Juli 2007

W: Lieber Rolf, vom 15. August an muss ich dich wieder einmal allein pflegen. Glaubst du, ich schaffe das?

R: Nein.

W: Was soll ich tun, wer könnte mir helfen?

R: Ich weiß niemanden.

Freitag, 27. Juli 2007

W: Lieber Rolf, möchtest du mit mir sprechen?

R: Ja.

W: Aber du machst den Eindruck, als ob du schläfst.

R: Ich schlafe nicht.

W: Willst du heute noch etwas über unseren Pflegealltag erzählen?

R: Ja. Weil ich nicht sprechen und mich somit nicht mitteilen kann, drücke ich meine obere Zahnprothese ohne fremde Hilfe mit der Zunge heraus, wenn sich Speisereste darunter befinden, die mir unangenehm sind. Sicher gibt es Alzheimer-Kranke, die dazu nicht mehr fähig sind. Nehmt deshalb den Kranken die „Dritten" jeden Tag aus dem Mund, putzt sie sorgfältig, legt sie für eine Viertelstunde in eine entsprechende Lösung, reinigt den Mund des Kranken mit Pflanzen-Zahnfleisch-Gel von Weleda – das haben wir ausprobiert, es ist etwas ganz Vorzügliches – und betupft dann den Ober- und Unterkiefer mit einem in Schwedenbitter getunkten Wattestäbchen. Am Ende dieser Prozedur besprüht meine Wally die Mundhöhle noch mit Kamillosan. Ich weiß, dass manchen Patienten die Zahnprothesen nachts herausgenommen werden, doch ich fühle mich wohler, wenn ich Tag und Nacht meine „Dritten" trage. Mit eingefallenem Mund greisenhaft auszusehen, empfinde ich als entwürdigend.

W: Möchtest du heute noch weiter mit mir sprechen?

R: Du spürst, ich streichle deinen Fuß kaum. Das Wetter macht mir zu schaffen. Ich bin sehr vom Wetter abhängig.

W: Warst du heute unglücklich?

R: Ein wenig, ich bin immer ein wenig unglücklich, dass ich hier so herumliegen muss.

Samstag, 28. Juli 2007

W: Lieber Rolf, bist du für ein Gespräch bereit?

R: Nein, es ist zu spät, und ich bin traurig.

W: Warum bist du traurig?

R: Du liebst mich nicht, du liebst mich nicht mehr, weil ich ein Krüppel bin.

W: Rolf, ich liebe doch deine ewige Seele! Ich bin zwar betrübt, dass du so krank neben mir liegst, aber ich liebe und küsse dich doch und suche deine körperliche Nähe. Mein großer Trost ist, dass ich mit dir sprechen kann.

Willst du mir nicht noch etwas über unseren Pflegealltag erzählen? Wir wollen doch das Buch bald veröffentlichen.

R: Das Allerwichtigste bei der Pflegearbeit ist die liebevolle körperliche Berührung, das Zweitwichtigste ist, du musst dir Zeit nehmen für deinen „Pflegefall", den aus der Normalität herausgefallenen Pflegefall.

Donnerstag, 2. August 2007

W: Lieber Rolf, heute haben wir deinen Geburtstag gefeiert, du bist 78 Jahre alt geworden. Was möchtest du im Rückblick über dein Leben sagen?

R: Ich habe mich furchtbar angestrengt, ein menschenwürdiges Leben zu leben, aber meine hohen Ziele habe ich nicht erreicht.

W: Welche Ziele waren das?

R: Ehrfurcht vor dem Alter, Verständnis für die Kinder und dass man nicht im Alltag stecken bleibt wie in einem Sumpf.

W: Heute waren deine Sekretärinnen da, um dich zu feiern. Und meine Schwester Gretchen hat uns mit ihren Kochkünsten verwöhnt.

Was hast du während deines Geburtstagsfestes empfunden, als wir gelacht und gescherzt haben?

R: Ich war froh, dass ich bei euch sitzen durfte und habe die Streicheleinheiten genossen, die ihr an mich verschwendet habt. Mühevoll hattet ihr mich in Hemd, Rock und Schlips gezwängt – ich fühlte mich deshalb wieder als normaler Mensch und nicht als Krüppel im Pyjama. Ich schwamm in eurer Lustigkeit.

Sonntag, 5. August 2007

W: Du hast mir schon mehrmals gesagt, du hättest Appetit auf Rosenkohl. Nun sprach jedoch Schwester Gaby heute ein Machtwort: „Keinerlei Kohlarten für einen Patienten, dessen Darm schon zweimal operiert wurde“ und erlöste dich von deinem Blähbauch. Welche Speisen hältst du für bekömmlich für dich?

R: Der Soja-Vanille-Pudding, den ihr mir morgens mit den pulverisierten Tabletten verabreicht, tut mir gut und schmeckt mir. Wenn ich nicht an Durchfall leide, gibt's ein wenig später Joghurt mit zerdrückter Banane. Die Gemüsesuppe zum Mittagessen ist auch sehr schmackhaft. Auf meinen geliebten Rosenkohl, auf Brokkoli und Weißkraut muss ich wohl von heute an verzichten, sicherlich auch auf Erbsen, Bohnen und Linsen ...

Schweigen

Abends verwöhnt ihr mich mit Hirse-, Dinkel- oder Haferflockenbrei. Auf der Oberfläche dieser Köstlichkeiten schwimmen Inselchen aus selbstgekochtem Apfelmus.

W: Möchtest du noch weitersprechen? Hast du noch einen Wunsch?

R: Ich wünsche mir noch einen Kuss von dir auf meinen Mund ...

Banaler Nachsatz zum Thema „Essen": Der Bauch des Patienten sollte immer wieder abgetastet werden, um Blähungen entgegenwirken zu können.

Dienstag, 7. August 2007

W: Willst du heute noch etwas über die Krankenpflege sagen?

R: Ja. Bei dementen Patienten der so genannten „Pflegestufe 3" muss man ständig darauf achten, ob sie noch feste Nahrung schlucken können. Zwar hat ein Arzt empfohlen, mir Brotbröckchen in die pürierte Suppe zu streuen, damit der Darm nicht erlahmt, sondern in Tätigkeit bleibt, das Verdauen nicht vergisst. Aber ich bin mir nicht sicher, ob ich in meinem jetzigen Zustand noch fähig wäre, diese Brotbröckchen zu kauen und zu schlucken. Brockt mir besser nichts mehr in die Suppe!

Freitag, 10. August 2007

W: Lieber Rolf, möchtest du mit mir sprechen?

R: Ja.

W: Worüber?

R: Über die Tugend.

W: Warum über die Tugend?

R: Weil sie in unserem Zeitalter fehlt, es gibt sie kaum mehr.

W: Was verstehst du unter Tugend?

R: Die Kraft und die Fähigkeit, ein edles Ziel ins Auge zu fassen, es zu verfolgen, um schließlich ans Ziel zu gelangen. Heute gleichen viele Menschen einem „Fähnlein im Wind", sie wissen nicht, was sie wollen.

Schweigen

Auch sind die meisten Menschen zu egoistisch geworden und sehen nicht von sich ab. Tugend beinhaltet auch Stetigkeit, Stetigkeit in der Liebe, Stetigkeit im Tun, in der Verrichtung von Handlungen, die Mensch und Umwelt nicht schädigen. Schiller schreibt in seinen Briefen über die ästhetische Erziehung des Menschengeschlechts: „Der Nutzen ist das große Idol der Zeit, dem alle Talente huldigen ..."

W: Gestern ist Benni, das kleine Kätzchen meiner Schwester Grete, gestorben. Nur wenige Tage war es bei uns untergebracht gewesen. Es war so lieblich und zart, aber es war alt und erlitt kauernd Todesqualen. Hast du, der du mit geschlossenen Augen in einem anderen Raum im Bett gelegen hast, etwas von der Not des Kätzchens verspürt?

R: Die ganze Atmosphäre des Hauses war in Trauer gehüllt. Meine Seele verschmolz mit dem Schmerz der Kreatur.

Schweigen

W: Möchtest du zum Abschluss noch etwas sagen?

R: Habt Ehrfurcht vor jedweder Kreatur!

W: „Jedweder", was ist das für ein komisches Wort?

R: Es ist ein altertümliches Wort, so altertümlich und ehrwürdig wie der Gedanke, dass in jeder Kreatur Gottes Atem weht.

W: Sollen wir jetzt diese Dokumentation unserer Gespräche endgültig beenden?

R: Ja – aber bitte unterhalte dich weiter mit mir.

Nachwort

Wir haben unsere Gespräche noch ein halbes Jahr bis zum 22. Februar 2008 fortgesetzt. Dann verschlechterte sich Rolfs Zustand dramatisch, unser Dialog brach ab.

Am 3. März 2008 gegen 3 Uhr nachts ist Rolf gestorben, während ich neben ihm schlief. Noch im Tode sah er aus, als hätte er gerade einen wunderschönen Traum geträumt. Wie er es mir angekündigt hatte, kann ich auch nach seinem Tode weiter mit ihm sprechen, ihn nach seinem neuen Leben befragen, Rat bei ihm suchen und finden.

Großen Kummer bereitete mir, dass ich seinen Tod buchstäblich verschlief. Als ich ihn später fragte, ob er beleidigt sei, dass ich schlief, während er starb, antwortete er: „Nein, ich war erleichtert. Meine liebe Wally neben mir schlafend zu wissen, hat mir das Sterben leichter gemacht. Ich bin hinüber geglitten."

Rolf und ich reden auch jetzt manchmal über ganz alltägliche Dinge miteinander. Neulich zum Beispiel erkrankte ich an einer schweren Bronchitis. Ich bettete meinen Kopf auf einen Berg von Kissen, weil ich meinte, dann nicht so stark husten zu müssen, doch der schlimme Husten hielt an. In meiner Verzweiflung fragte ich Rolf: „Wie soll ich mich hinlegen, um vor dem ständigen Husten bewahrt zu bleiben?" Rolf antwortete: „Ich muss nachdenken ... Baue dein Kissenarrangement ab und versuche, so zu schlafen, wie du in gesundem Zustand schläfst." – Das half tatsächlich.

Am 14. Februar 2009, dem Valentinstag, überraschte mich Rolf mit einer meiner Meinung nach für Verstorbene ungewöhnlichen Liebesbezeugung. „Ich bin heute Abend ganz alleine in diesem riesigen Haus", jammerte ich, „und sehne mich nach dir ... Bekomme ich von dir noch ein ‚Betthupferl', sagst du mir noch etwas Schönes zur guten Nacht?"

Rolf antwortete: „Mein Liebling, ich bin doch bei dir!"

Zweifelnd erwiderte ich: „Nur in Gedanken oder auch körperlich – pardon – feinkörperlich?" –

„Du weißt doch, Zeit und Raum spielen bei uns keine Rolle! Ich bin bei dir und küsse deine Hand, Madame!"

Valerie Gutmann

Zwei Gedichte von Rolfs Mutter

Du musst es leuchtend über deine Tage schreiben,
willst du der Menschheit Gang nicht rückwärts treiben:
das übe dich im steten Steigen.
Die Sonne mag ihr Antlitz dir verstecken,
die Nacht nur Not und deine Wunden decken,
empor ins Helle musst du streben,
aus Schmerzen deine Krone weben,
die tief erglänzt aus inner'm Lichte
und über die zerstörten Weiten
den Glanz der Siege mag verbreiten,
die sich ereignen mitten im Gerichte.
Dann wird aus allen Finsternissen
erheben sich das Weltgewissen,
der Gottheit Griffel in den Händen,
und mit der stillsten der Gebärden
einschreiben einer Menschheit Werden
den geistdurchglühten Opferbränden.

* * *

Einmal, wenn alles Licht wird und Lied,
gewoben aus Liebe,
wenn Himmelstau kost zum Blühen,
aufbrechendes Land und Sonne
in purpurner Röte steigt auf
aus dem Meere der Nächte,
in denen die Gottheit waltet
über heilendem Schlaf dir,
Erwachender,
einmal wird sich erfüllen wie nie dir,
wonach aufschreit dein Herz,
lang schon in Bängnis.

Gudrun Dieterich

Zusammenfassung der wichtigsten Ratschläge Rolfs zur Pflege von Alzheimer-Patienten

Lieber Rolf, könntest du mir sagen, wie man Alzheimer Patienten behandeln soll? Du hast doch gesagt, dass ich deine Worte, deine Ausführungen über die geistige, seelische und körperliche Verfassung eines Alzheimer-Kranken veröffentlichen soll, um den Kranken und deren Angehörigen zu helfen.

Eigentlich könnte alles in einem Satz zusammengefasst werden: Seid wahrhaftig zu Euren Mitmenschen und zu euren „Alzis", zu euren Verstorbenen und zu euch selbst.

Im Anfangsstadium der Krankheit ist man wie vom Donner gerührt, man verliert die gesamte Existenzgrundlage. Man ist erschüttert bis in die Grundfesten seines Seins. Der Mitmensch, oder besser gesagt Partner, darf nicht die Augen davor verschließen, dass sein lieber Mitmensch, sei es nun Ehefrau, Partner oder Oma, sonderbar geworden ist. Du hast die Augen davor verschlossen, als ich alle Tiefkühlschränke ausleerte und die Nahrungsmittel in der Küche verstreute, weil ich in Wut war, dass die tiefgefrorenen Weißwürste, die ich essen wollte, kalt und steif waren. Du hast gemeint, ich wollte dich ärgern. Du hast nicht begriffen, dass ich vieles nicht mehr begriff.

Was soll der Partner tun, wie kann er helfen?

Einfach herzlich sein! Liebe ist alles. Umarmung, Unterstützung, körperliche Nähe! An der Krankheit ist bis heute nichts zu ändern. Das Allerwichtigste bei der Pflegearbeit ist die liebevolle körperliche Berührung, das Zweitwichtigste ist, du musst dir Zeit nehmen für deinen „Pflegefall", den aus der Normalität heraus gefallenen Pflegefall. Liebevolle körperliche Berührung tut uns unendlich gut. Dadurch fließt eure Lebensenergie in uns hinein, und wir blühen wieder auf wie die Primeln im Frühling. Natürlich nur ein wenig, aber in unserem Zustand ist ein wenig auch etwas.

Lass den Kranken niemals nachts allein! Wenn er schnarchen sollte oder husten, so stopf dir Ohropax in die Ohren, aber vor dem Einschlafen solltest du unbedingt versuchen, mit deinem geliebten Menschen ins Gespräch zu kommen. Verkrampfe dich dabei nicht, setz' dich nicht unter Stress. Klappt es heute nicht, so klappt es morgen. Sei wie ein Kind, das an Märchen glaubt, und dein Märchen wird wahr. Es gibt nichts, was es nicht gibt. Gottes Schöpfung ist unendlich und vielfältig. Ihr einfältigen Alltagsmenschen solltet das begreifen!

Wir Alzheimerischen sind nicht dumm. Wir erfühlen, was um uns herum gesagt und sogar gedacht wird. Die meisten, die uns pflegen, empfinden wir als oberflächlich, weil sie mit der Seele, mit dem Herzen nicht dabei sind. Ich rede nicht vom Pflegepersonal in Altenheimen. Diese armen Menschen sind überarbeitet und werden schlecht bezahlt. Ich rede von Angehörigen, die sich in Selbstmitleid ergehen. Würden sie mehr an uns und weniger an sich denken, wären wir glücklicher und würden ihnen nicht so viele Scherereien bereiten, weil glücklichere Menschen ein wenig langsamer dahinsiechen. Natürlich wünschen sich manche Angehörige, wir „Alzis" wären schneller tot, doch lässt dieser Wunsch sie selbst schneller erkranken – weil es ein unguter Wunsch ist.

Ein Alzheimer-Kranker fällt manchmal in ein so tiefes Loch der Verzweiflung, dass er nicht gemaßregelt werden darf. Man muss ihm helfen, ihn lieben und unterstützen. Man darf ihm seinen Stolz und seine Persönlichkeit nicht rauben. Diese Psychologen, die „von Amts wegen" die Alzheimerkrankheit studieren, haben keine Ahnung davon, wie wir Alzheimer-Kranken uns fühlen! Ihr Denken bewegt sich in rein materialistischen Bahnen – dabei kann ja nichts herauskommen!

Blöde Puzzlespiele sollt ihr mit uns machen! Das zeigt uns nur, wie unbeholfen wir geworden sind und treibt uns noch mehr in die Verzweiflung. Wären die Menschen mehr auf geistige Güter und aufs Jenseits ausgerichtet, wären sie sich dessen bewusst, dass man sich schulen kann, Übersinnliches zu erkennen, dann wüssten sie besser mit uns umzugehen. Wir sind nur scheinbar dement, blöde. Könnten die Angehörigen, die Alzheimer-Patienten betreuen, ihre Lieben so befragen, sie so unterhalten, wie meine Frau es tut, wüssten sie, dass wir „sprechen", fühlen, lachen, trauern, denken können. Es sind nicht gerade wenige, denen ich zurufen möchte: Ihr seid zu erdverhaftet, ihr glaubt nicht, dass wir mit euch kommunizieren können! Eure Herzen sind versteinert, deshalb habt ihr keinen Kontakt zu höheren Sphären!

Ich kann nicht oft genug betonen, dass wir Alzheimer-Patienten alles verstehen, was um uns herum gesprochen wird. Zum Beispiel haben sich Menschen meiner Umgebung, während ich im Rollstuhl daneben saß, über meine früheren Fehlleistungen unterhalten, als ich noch laufen und ein wenig sprechen konnte. Ein Gesprächspartner erinnerte meine Frau daran, wie sie mir manchmal trotzte, wenn ich mich allzu absurd benahm: „Wenn du so weitermachst, bringe ich dich ins Altersheim!" Bei diesen Worten bin ich vor Angst erstarrt, und ich erstarre noch heute vor Angst, wenn ich mich daran erinnere. Natürlich möchte ich die Altersheime nicht kritisieren. Wir brauchen sie, wenn es keinen anderen Ausweg gibt. Ich aber möchte nicht ins Altersheim.

Fühlen sich alle Alzheimer-Kranken so, als seien sie in der Hölle, wenn sie sich ihrer Umgebung nicht mehr mitteilen können?

Ich glaube ja.

Aber vielleicht haben die meisten Angehörigen von Alzheimer-Patienten keine medialen Fähigkeiten und können deshalb ihren Kranken nicht helfen.

Alle Menschen haben mediale Fähigkeiten, wenn sie den Mut aufbringen, sich zu trauen. Allerdings ist eine der wichtigsten Voraussetzungen, dass sie ihren „Alzi" lieben. Wenn du diesen Menschen, der dir in seiner Krankheit anvertraut wurde, wirklich liebst, wird er dir auf irgendeine Weise antworten! Ich kann euch nur sagen: Bleibt euch selbst treu. Glaubt an euch. Manche Psychologen warnen: Erkennt eure Grenzen! Ich sage: Versucht eure Grenzen zu sprengen! Das Himmelstor ist nicht verschlossen. Geht mit offenen Augen durch die Welt. Guckt die Wolken an, welche Formen, welche Farben! Seht eine Mücke fliegen – welche Anmut!

Welche Pflegepraktiken, die wir anwenden, gefallen dir, welche gefallen dir nicht?

Mir gefällt, dass eure Pflegearbeit immer in einem bestimmten, zeitlich festgelegten Rhythmus vollzogen wird, so konnte ich mich daran gewöhnen und mich in diesen Rhythmus eingebettet fühlen. Mir gefällt auch, dass ihr mir stets ankündigt, was ihr mit mir, an mir zu tun beabsichtigt.

Heute Nacht zum Beispiel, als mir die obere Zahnprothese heraus gefallen ist, hast du mich gefragt, ob du mir auch die untere Zahnprothese herausnehmen darfst, und mich gebeten, den Mund zu öffnen. Das hat mich gefreut und mir gezeigt, wie sehr du mich achtest und als vollwertigen Menschen anerkennst. Manche Pflegenden betrachten uns Alzheimer-Patienten nur als willenlosen Klumpen Fleisch, mit dem sie machen können, was ihnen beliebt.

Ich denke, es ist sehr wichtig, den Angehörigen klar zu machen, wie sensibel die Menschen sind, die sie zu pflegen haben. Am Anfang genierte ich mich sehr, dass ich nackt vor euch stehen musste, damit ihr mich säubern konntet. Erinnerst du dich noch, wie ich, der ich kaum noch fähig war zu sprechen, plötzlich sagte: „Ich schäme mich so!"?

Für jemanden, der immer elegant und geschmackvoll gekleidet in der Society erschien, ist es furchtbar, wenn er plötzlich nackt vor seinen Helferinnen stehen muss. Nicht auszudenken, wie schlimm!

Aber da haben wir doch nichts falsch gemacht?

Nein.

So ein Kranker wie ich wird von Klinik zu Klinik, von Arzt zu Arzt herumgereicht, und immer wird irgendetwas Neues verschrieben. Schließlich passt gar nichts mehr zusammen. Die Medikamente behindern sich gegenseitig. Deshalb sollten die Angehörigen der Alzheimer-Patienten die Beipackzettel immer wieder lesen und die Ärzte fragen, ob vielleicht eines der Medikamente inzwischen im Zusammenhang mit anderen Mitteln überflüssig geworden ist oder sogar schädlich wirken könnte.

Und jetzt möchte ich über etwas sprechen, was mir sehr peinlich ist, nämlich über den Stuhlgang. Vor einiger Zeit meintest du, ich hätte Durchfall, weil mein Stuhl lediglich aus weißem Schleim bestand. Du verabreichtest mir ein Medikament, das den Durchfall beheben sollte. Als mein Bauch immer dicker und härter wurde, brachtest du mich ins Krankenhaus. Diagnose der Ärzte: paradoxer Durchfall, d. h. in meinem durch frühere Operationen verengten Darm bildete sich ein Klumpen Kot, so dass ich nur noch Schleim ausscheiden konnte, weil die Passage blockiert war.

Ich erspare dir und den Lesern die Schilderung des Heilverfahrens und des Krankenhausaufenthaltes. Ein Alzheimer-Patient ist im Krankenhaus nie gut aufgehoben, weil er sich nicht mehr äußern und nicht mehr wehren kann, deshalb sollte täglich ein Angehöriger dort mit für ihn sorgen.

Als vor einigen Tagen das Problem des paradoxen Durchfalls bei mir wieder auftrat, erfuhren meine Wally und ihre Pflegerin, man müsse Hunde, die Verdauungsschwierigkeiten haben, mit gekochten Möhren füttern. Und so bin ich auf den Hund gekommen und wieder wohlauf, was den paradoxen Durchfall anbetrifft. Beiläufig möchte ich erwähnen, dass fünf Tage lang Karotte pur mir absolut nicht behagten, ein wenig Thunfisch in Öl beigemischt, wäre sicher schmackhafter gewesen.

Weil ich nicht sprechen und mich somit nicht mitteilen kann, drücke ich meine obere Zahnprothese ohne fremde Hilfe mit der Zunge heraus, wenn sich Speisereste darunter befinden, die mir unangenehm sind. Sicher gibt es Alzheimerkranke, die dazu nicht mehr fähig sind. Nehmt deshalb den Kranken die „Dritten" jeden Tag aus dem Mund, putzt sie sorgfältig, legt sie für eine Viertelstunde in eine entsprechende Lösung, reinigt den Mund des Kranken mit Pflanzen-Zahnfleisch-Gel von Weleda – das haben wir ausprobiert, es ist etwas ganz Vorzügliches – und betupft dann den Ober- und Unterkiefer mit einem in Schwedenbitter getunkten Wattestäbchen. Am Ende dieser Prozedur besprüht meine Wally die Mundhöhle noch mit Kamillosan. Ich weiß, dass manchen Patienten die Zahnprothesen nachts herausgenommen werden, doch ich fühle mich wohler, wenn ich Tag und Nacht meine „Dritten" trage. Mit eingefallenem Mund greisenhaft auszusehen empfinde ich als entwürdigend.

Eine Binsenweisheit und ein Ratschlag für die Angehörigen, die Alzheimerkranke aufopfernd pflegen:

Vergesst euch selbst nicht über der Pflege!

Erfahrungen und Ergänzungen Wallys aus der täglichen Pflegearbeit

Wie oft hatte ich mich abgemüht, meinen lieben Kranken allein zu säubern und zu windeln. Aus irgendeinem mir unerfindlichen Grunde gelang es mir nie, ihn zu waschen, wenn er auf der Seite lag, so wie ich es bei gelerntem Pflegepersonal gesehen hatte. Ich war nur fähig, ihn zu säubern und zu windeln, indem ich ihn auf den Rücken legte, alle Hilfsmittel wie eine Schüssel mit Wasser, Reinigungstücher, flüssige Babyseife, Desinfektionsmittel, Salbe gegen Dekubitus, Waschlappen und Handtuch am Fußende des Bettes ausbreitete, aufs Bett stieg, vorsichtig hinkniete, die Beine des Kranken seitlich anwinkelte, um dann mit der Reinigung zu beginnen.

Ich schildere Ihnen diesen Vorgang so ausführlich, damit Sie mitempfinden können, wie enttäuscht ich war, wenn meine Aktion scheiterte, was meist mitten in der Nacht geschah. In meinem Übereifer und noch schlaftrunken bedachte ich gar manches Mal nicht, dass die Wechseldruckmatratze nachgeben kann und so schwappte das Wasser in der Schüssel über und ergoss sich ins Bett. Eine schöne Bescherung; so konnte es nicht weitergehen!

Schließlich hatte meine Freundin Luisa die rettende Idee: Sie brachte den Hebebügel des Patienten-Lifters über den Knien des Kranken in Position, senkte ihn ab, befestigte einen Gurt an der einen Seite der Hebevorrichtung, legte ein Kissen unter die Knie des Patienten, zog den Gurt unter dem Kissen hindurch und befestigte ihn dann an der gegenüberliegenden Seite. Auf diese Weise kann man die Beine und das Gesäß des Kranken mühelos anheben.

Bevor man diesen segensreichen Apparat, den Elektro-Patienten-Lifter, zu bedienen beginnt, sollte man allerdings die Gebrauchsanweisung gewissenhaft und gründlich studieren. Ich hatte sie nur flüchtig überflogen und eines Tages hing mein armer Mann am Patienten-Lifter in der Luft und musste dort eine ganze Weile bleiben, denn ich hatte übersehen, dass man den Akku ständig laden muss, wenn der Lifter nicht benutzt wird.

Übrigens: Alle Kranken, die einen solchen Patienten-Lifter dringend benötigen, erhalten ihn über ihre Krankenkasse, er kommt also nicht nur den Privatpatienten zugute.

Es ist sehr wichtig, dem Kranken stündlich 200 ml Flüssigkeit zu trinken zu geben. Je kranker und unbeholfener der Patient ist, desto vorsichtiger muss man bei der Verabreichung des Getränks sein. Auf jeden Fall sollte man abwarten, bis er geschluckt hat und ihm erst dann erneut Flüssigkeit zuführen.

Besonders auf die Lunge und die Bronchien ist zu achten. Der Rücken des Patienten sollte täglich zweimal mit hohler Hand abgeklopft werden, damit sich der Schleim in den Bronchien löst und die Gefahr gebannt wird, an Lungenentzündung zu erkranken.

Das Wundliegen (Dekubitus) ist für bettlägerige Patienten ebenfalls ein großes Problem. In diesem Fall ist die entzündungshemmende Ringelblume (Calendula) als Salbe und auch als Tee heilsam.

Was bedeutet „Validation"?

Validation ist eine Methode, sich in die Realität der Dementierenden hineinzudenken und deren momentane Befindlichkeit zu akzeptieren. Sie wurde aus der Sozialarbeit entwickelt, um mit desorientierten, an einer Demenz erkrankten Menschen zu kommunizieren.

Die Validations-Theorie (entwickelt von Naomi Feil) hilft uns zu verstehen, dass desorientierte Menschen mit der Diagnose Demenz vom Typus Alzheimer sich im Endstadium ihres Lebens befinden und danach streben, unerledigte Aufgaben aufzuarbeiten, um in Frieden zu sterben.

Es gelten dabei u. a. folgende Grundsätze:

1. Alle Menschen sind einzigartig und müssen als Individuen behandelt werden.
2. Alle Menschen sind wertvoll, ganz gleichgültig, in welchem Ausmaß sie verwirrt sind.
3. Es gibt einen Grund für das Verhalten von verwirrten, sehr alten Patienten.
4. Dieses Verhalten ist nicht nur eine Folge anatomischer Veränderungen des Gehirns, sondern das Ergebnis einer Kombination von körperlichen, sozialen und psychischen Veränderungen.
5. Das Verhalten kann nur dann geändert werden, wenn die betreffende Person es will.
6. Demenz-Kranke muss man akzeptieren, ohne sie zu beurteilen.
7. Einfühlung / Mitgefühl führt zu Vertrauen, verringert Angstzustände und stellt die Würde wieder her.

Die Methode setzt allerdings voraus, dass die Sprache bzw. das Sprachvermögen beim Patienten noch als Medium vorhanden ist. *(European Validation Association / Wikipedia)*

Anmerkungen und Hinweise

1) Siehe Erklärung S. 196.

2) Rudolf Steiner: *Wie erlangt man Erkenntnisse der höheren Welten?*, Dornach 2005.

3) Siehe Erklärung S. 196.

4) Wladimir Lindenberg: *Geheimnisvolle Kräfte um uns*, München/Basel 1988.

5) Otto Julius Hartmann: *Vom Leben, Leiden und Sterben.* Eine nachdenkliche Biologie, Novalis Verlag Schaffhausen, o. J.

6) Siehe Fußnote 5.

7) Maria Treben: *Gesundheit aus der Apotheke Gottes*, 50. Auflage, Steyr 1992.

8) Antoine de Saint-Exupéry: „Brief an einen General", *Gesammelte Schriften*, München 1978.

9) Volker Fintelmann: *Alterssprechstunde*, Verlag Urachhaus, Stuttgart 1999.

10) Dies ist mein persönlicher Weg zur Kontaktaufnahme, was aber nicht heißen soll, dass dieser Weg für alle anderen Menschen zur Kontaktaufnahme führt.

11) Schwester Gaby ist Krankenpflegerin und Mitarbeiterin eines ambulanten Pflegedienstes.

12) Das Gymnasium ist eine der ältesten Mädchenschulen Deutschlands und feierte vor kurzem sein 200jähriges Jubiläum.

13) *Hautkopf*, Tanzoper von Irina Roehrig, Text: Kristo Sagor, Musik: Winfried Radeke, Uraufführung am 13.10.2005 Neuköllner Oper Berlin, Dokumentarfilm von Axel Brandt.

14) Ingrid Fuhrmann u. a.: *Abschied vom Ich, Stationen der Alzheimerkrankheit*, Verlag Herder, Freiburg - Basel - Wien 1995/2000.

15) Michaela Glöckler: *Vom Wirken der Engel im menschlichen Leben, Schriftenreihe Gesundheitspflege*, Band 7, Esslingen 1997.

Die Wandlung des menschlichen Antlitzes im Lauf des Lebens

Rolfs Eltern
- Gudrun D., Dichterin und Malerin, (†1989)
- Wilhelm B., Gymnasial-Direktor, (†1965)

Vom Knaben zum Mann
- der Fünfjährige
- der Zehnjährige mit der Mutter
- der Student
- der junge Lehrer
- der Schulgründer
- der Schuldirektor

Rolf und Wally
- Rolf mit seinen Töchtern Jessica und Eva
- Wally mit ihrer Tochter Berenice
- Rolf und Wally in glücklichen Tagen

Der Alzheimer-Patient
- bereits von der Krankheit gezeichnet
- zur Lähmung und Sprachlosigkeit verurteilt
  (Aufnahmen von Helmut Fried Roehrig, Dezember 2006)

- Rolf, Wally und die Gäste beim Weihnachtsfest 2006

- Wohnhaus mit Schulverwaltung

Die Mutter

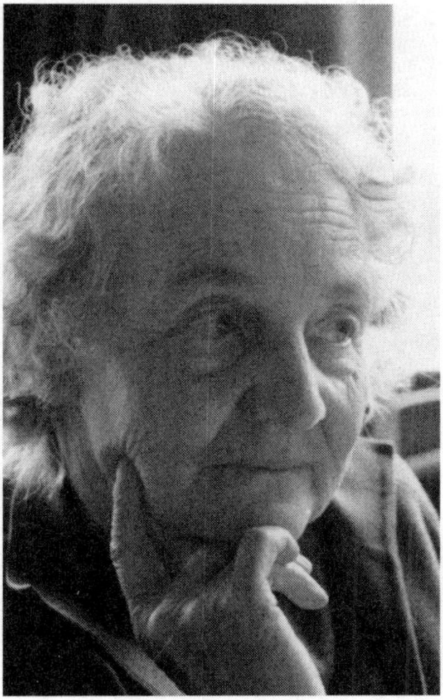

Der Vater

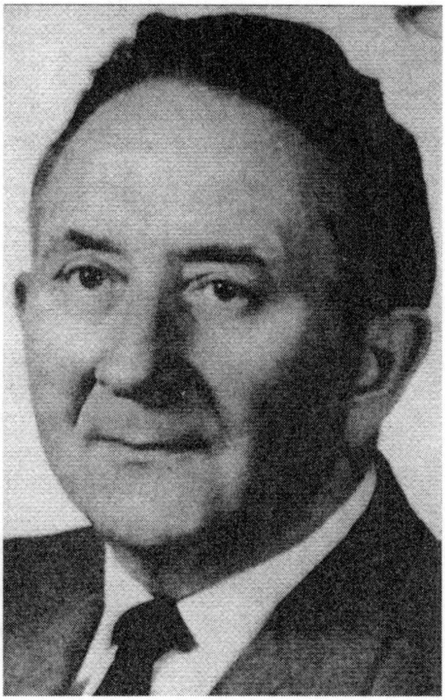

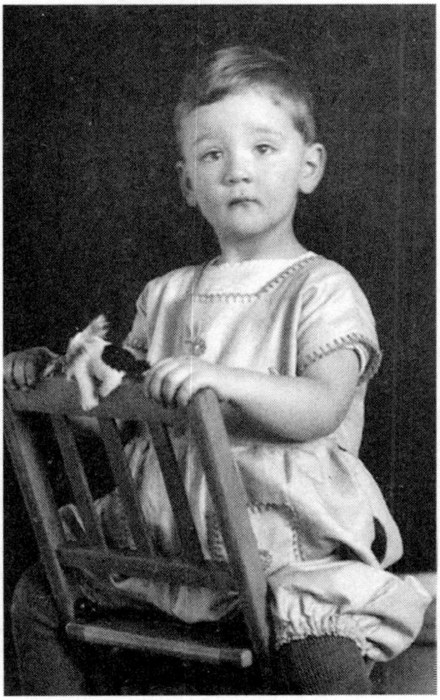

Der Fünfjährige

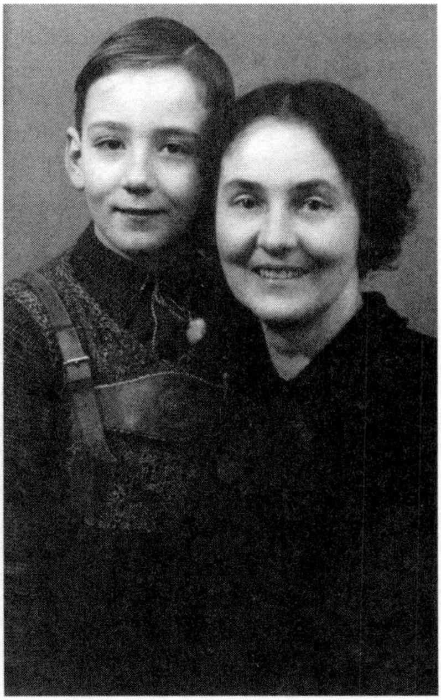

Der Zehnjährige mit der Mutter

Der Student

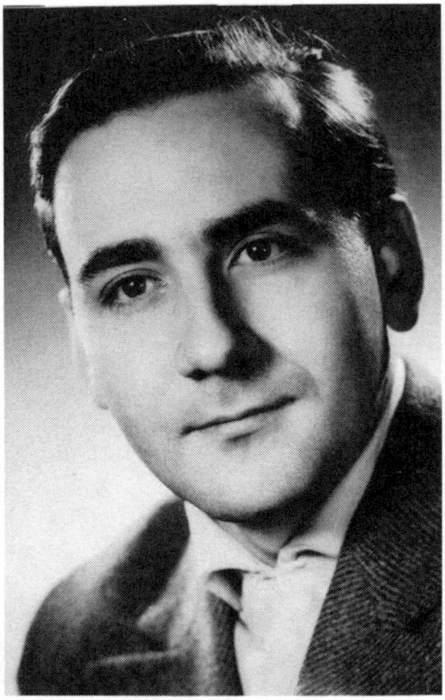

Der junge Lehrer

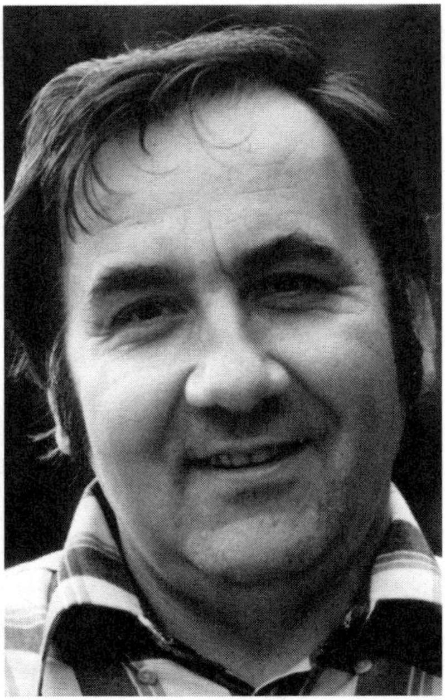

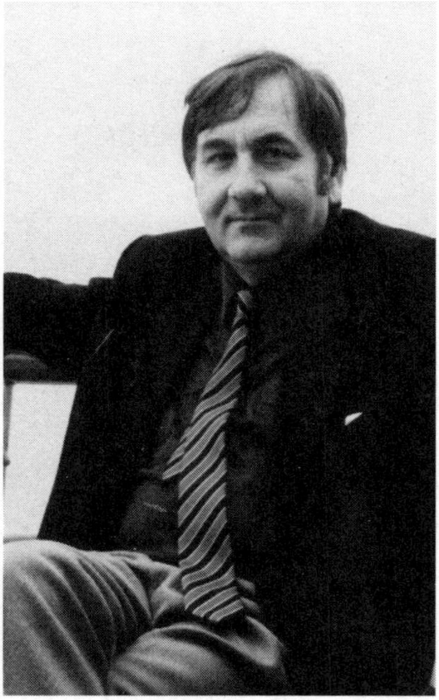

Der Schulgründer

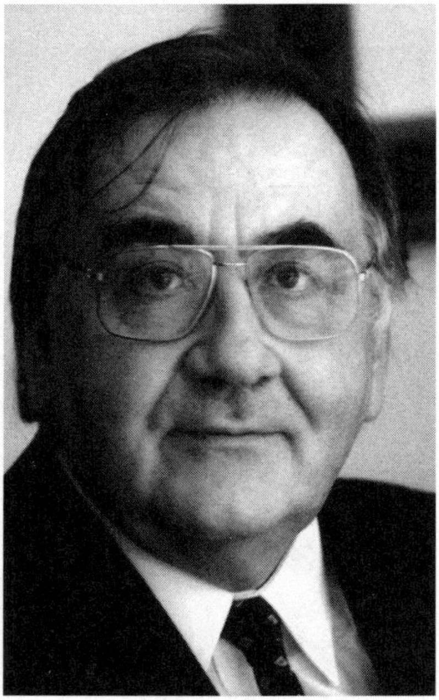

Der Schuldirektor

Rolf mit Töchtern Jessica und Eva

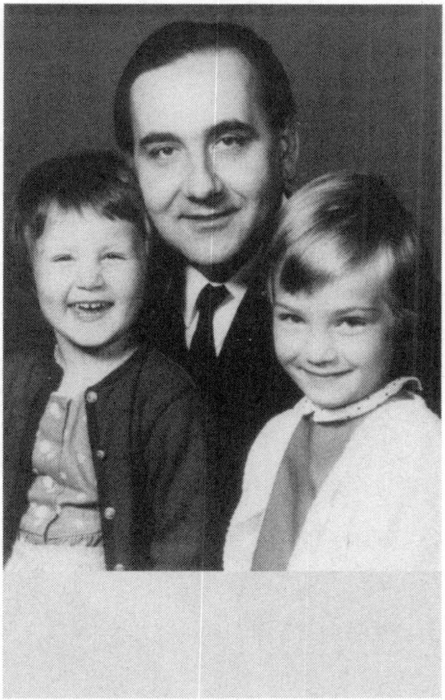

Wally mit Tochter Berenice

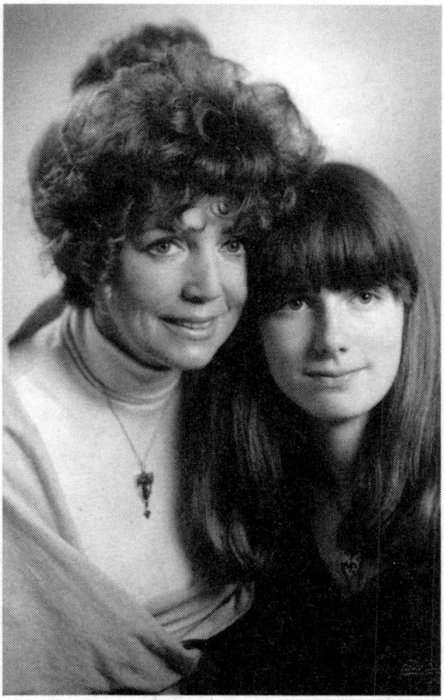

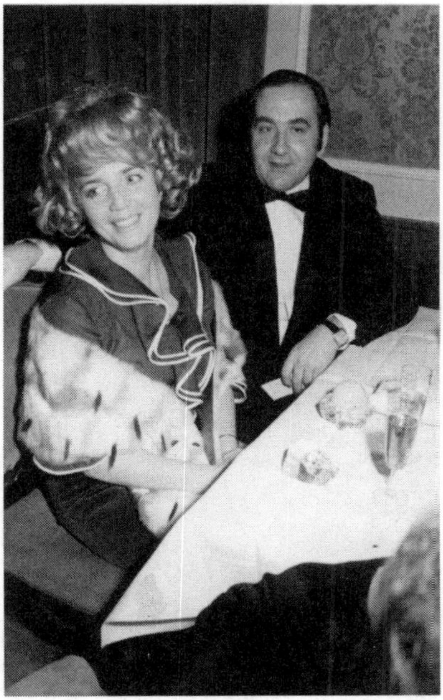

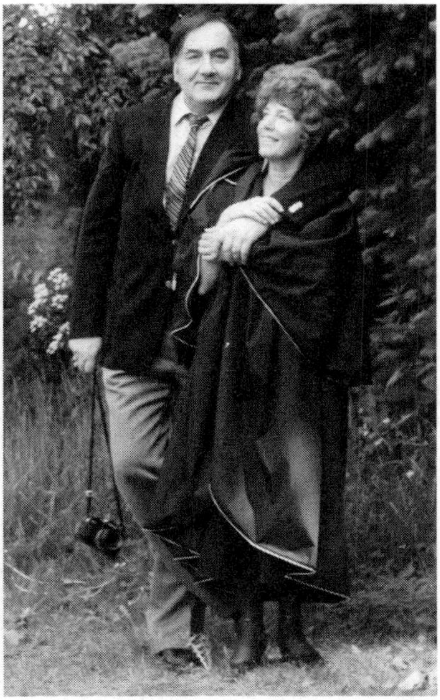

Rolf und Wally in glücklichen Tagen

Der Alzheimer-Patient

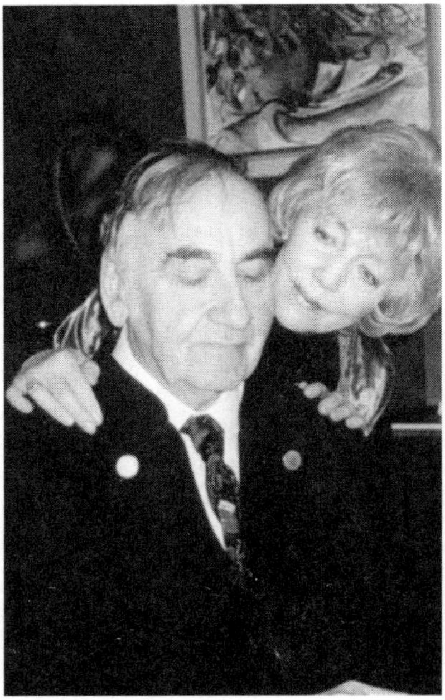

Bereits von der Krankheit gezeichnet

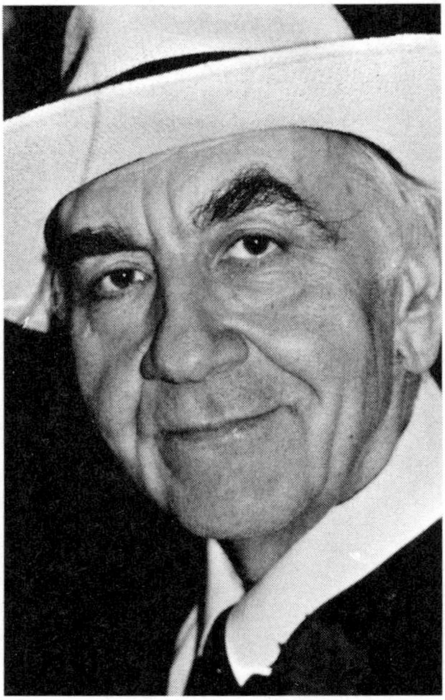

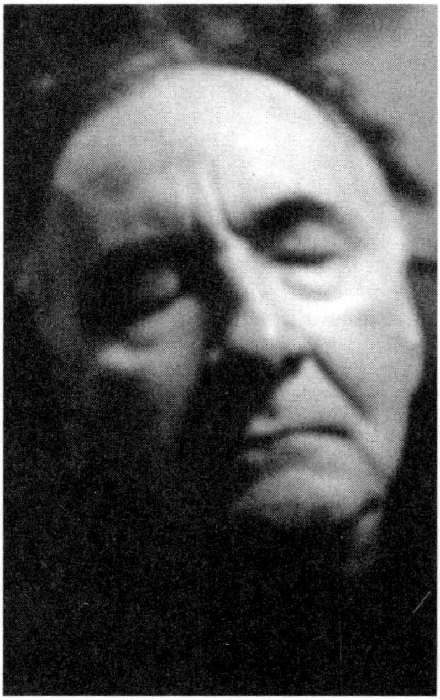

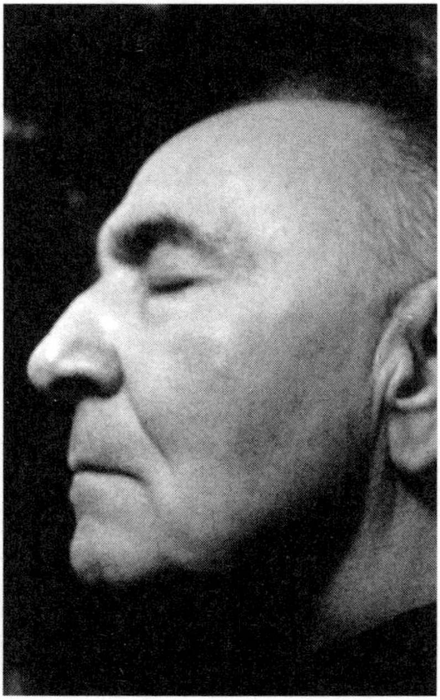

Zur Lähmung und Sprachlosigkeit verurteilt

Weihnachten 2006

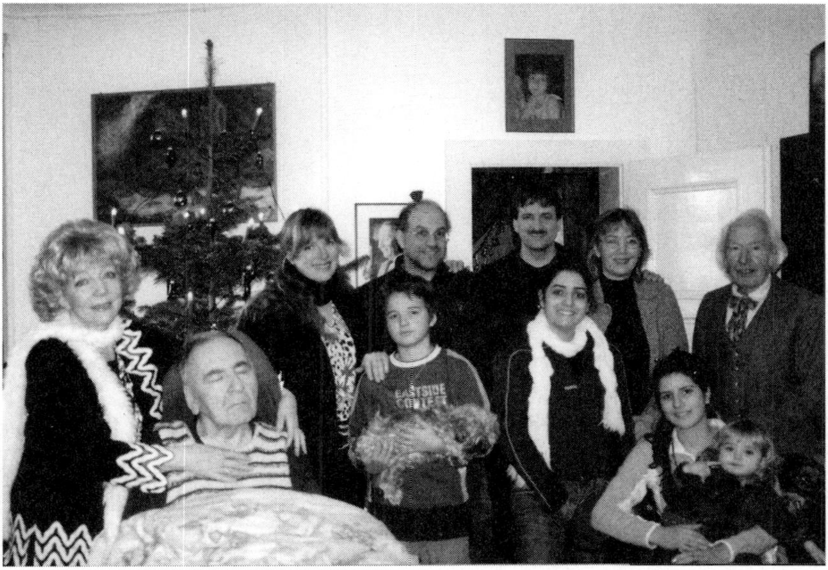

Wohnhaus mit Schulverwaltung

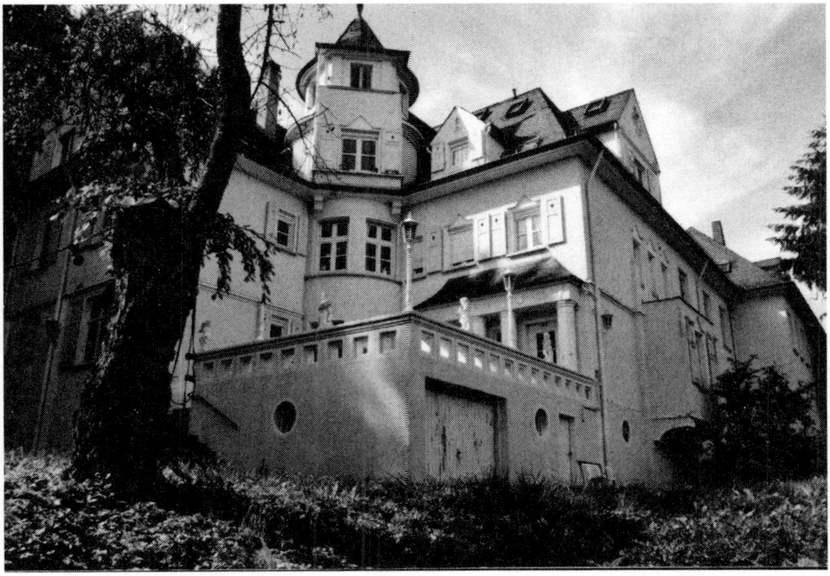